心腦血管病

害了你

高血壓

別讓不懂

認知障礙症

高脂血症

李小黎　著

前言

抽手笨腳，是不是腦血管出現了問題？

流口水、口眼歪斜，到底是面癱還是腦中風？

血糖高還會引發腎病嗎？

得了心腦血管病是不是就治不好了？

別擔心！

這本書裡對心腦血管病的症狀和日常生活禁忌做了詳細介紹，如各類心腦血管病的監測、預防、飲食、保健等方法。

心腦血管病是常見病、多發病，所以在積極控制病情的同時，預防心腦血管病也很重要。很多心腦血管病患者認為，僅僅依靠吃藥就能控制疾病發作。其實，控制疾病更需要注意日常生活中的點點滴滴。在控制心腦血管病的同時，還能避免併發症，更能提升生活質量。

這本書除詳細講解心腦血管病的類別及併發症，還提及應該注意的日常生活習慣，如量血壓的時間、體位，每日大便的時間等，以及心腦血管病併發腎病、糖尿病等併發症的生活保健細節，更有相對應的補益穴位，讀者根據自身情況按摩對應的穴位，即可緩解症狀和疼痛，操作方便。

臨床上，心腦血管病一般多見於老年人，但近幾年，年輕人患病的數量也有所增加，這與人們食甘厚味、熬夜、工作壓力大等都有關，這些因素導致心腦血管病的發病率逐年升高。

學會簡單有效的方法，血管就能重獲健康，別讓你的血管比你老。讓血液和血管變得更加乾淨，讓血液流動得更順暢。

出現這三種情況才能放支架

對於嚴重的心血管病患者來說，支架的確是能讓心臟重獲新生的一種好手段。但該不該放、什麼時候放、放什麼樣的，都必須根據不同患者的臨床情況區別對待。

1 穩定性心絞痛患者。這類患者如果症狀比較嚴重，特別是藥物控制不滿意，或者負荷試驗提示有大面積的心肌缺血，就需要進一步做冠狀動脈造影，發現血管狹窄達 70% 以上，或血管狹窄達 50% 以上，且心肌缺血症狀明顯的，可以接受支架置入。

2 不穩定性心絞痛患者。這類患者大多數需要放支架，但可以根據症狀的嚴重程度，進行負荷試驗之後再決定，一旦發現大面積心肌缺血，就可以選擇放支架了。

3 心肌梗塞患者。急性心肌梗塞，特別是 ST 段抬高性心肌梗塞的患者，需要接受急診介入治療，在發病 12 小時以內（最好在 6 小時以內）緊急置入支架。對於非 ST 段抬高性心肌梗塞的患者，治療或搶救後仍有反復心絞痛發作的，也應該儘早進行冠狀動脈造影及支架置入。

心臟支架手術並不是一勞永逸的，手術之後的藥物治療也是必須的。除此之外，還應建立規律的生活方式和行為習慣。要想一個支架「撐起」生活的全部是不可能的，支架頂多就是一個「管道工」，要想全身暢通，全身的環境都得進行綜合治理。

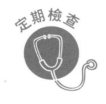

定期檢查

出院後患者需要定期回醫院覆診，進行體格檢查和必要的輔助檢查。醫生可以根據動脈是否通暢，決定是否調整藥物用量與種類，以達到最佳的療效。另外，手術後如果再次出現與術前類似的一些症狀，不要忽視，應儘快去醫院檢查。

檢查內容包括血壓、血糖、血脂、血黏度等。如果這四項指標不能保持在較好水平，患者在半年左右就會面臨復發危險。原有高血壓、糖尿病和腦血管病的患者，更要重視原發病的治療和定期檢查。即使沒有原發病，也要每 2 至 3 個月複查一次，如果指標高於正常範圍，就要積極採取治療措施。

出院後的 1 個月、3 個月、6 個月、9 個月、1 年是隨診的關鍵時間點。此外，超過 40 歲的患者，應堅持每年檢測血脂、血壓、肝腎功能、肺部 X 光和心電圖。

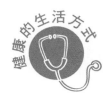健康的生活方式

飲酒吸煙、飲食無度、久坐不動是很多冠心病患者的生活習慣，如果支架置入後，這些不好的生活習慣不改變，仍會增加血管堵塞的風險。

① 絕對戒煙。吸煙會加速血小板凝集，引起心肌缺血，導致支架植入部位內膜再狹窄。一項國外研究資料顯示，心臟支架手術後 30 至 50 歲吸煙男性的冠心病復發率高出不吸煙者 3 倍。因此心臟支架手術後，強烈建議冠心病患者戒煙。

② 適量運動。發病後 2 至 3 個月，患者可以開始適當運動，但要注意循序漸進。運動前一定要徵求醫生意見，確定運動量和運動時間。相對安全的方式是散步（每次 20 至 30 分鐘，每週 5 次），其他鍛煉項目還可選擇太極拳、健身操等，但需根據具體情況選擇。冬天活動時要注意保暖。脈搏超過 110 至 120 次 / 分鐘，就應該立即停止運動。如果出現胸悶要立即含服硝酸甘油，並停止運動一段時間。

③ 改變飲食習慣。記住飲食「四忌」：一忌高脂肪、高膽固醇食物，如動物油、動物內臟等；二忌含糖食物；三忌高鹽食物，鈉能增加血漿滲透壓，造成體內水鈉瀦留，促使血壓升高；四忌飲食過多過飽，暴飲暴食。

堅持服藥

支架手術僅僅解決了一小段血管的問題，如果高血壓、高血脂、高血糖等因素仍然存在，仍會對血管內壁造成損傷，就如同被淤泥阻塞的河道，植樹造林、控制水土流失才是解決問題的根本。因此，有高血壓、高脂血症、糖尿病的患者需要在支架手術後堅持長期服藥。

阿司匹林、氯吡格雷和他汀類是支架手術後必不可少的治療藥物。植入體內的支架確實能保障在一段時間內這段血管不再狹窄，但與此同時也不可避免地對血管內皮有輕微損傷，損傷的內皮會沿著支架重新長起來。此時，血小板又開始幫倒忙，一大群血小板聚集在一起，在損傷的地方又形成血栓，可能再次堵塞血管。所以要用抗血小板藥物來預防這種情況的發生。患者通常需要持續服藥至少 12 個月，以有效防止血栓產生。隨著藥物塗層支架術後晚期血栓形成的報道增多，可以考慮延長服用氯吡格雷超過 12 個月。他汀類是降脂藥，對冠心病患者而言，其作用不只在於降脂，更重要的是穩定動脈硬化斑塊，延緩動脈粥樣化進展。

支架手術後，常常需要服用較多種類和數量的藥物，如果發生皮膚或者胃腸道出血、疲乏無力等症狀，應帶上出院總結和所服用藥物的資料儘快去醫院就診。支架患者接受其他治療，需要停用所服用藥物時，需要與心臟科醫生商議後決定。

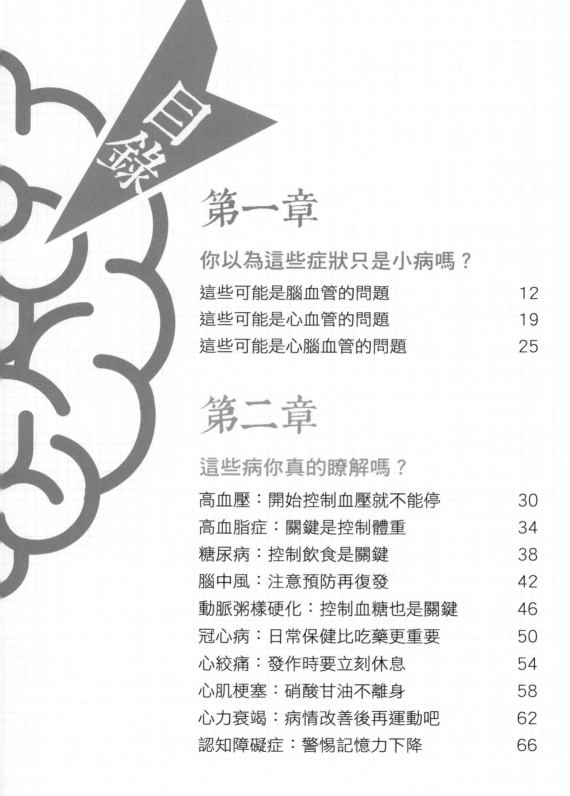

目錄

第一章

你以為這些症狀只是小病嗎？

這些可能是腦血管的問題　　　　　　　12

這些可能是心血管的問題　　　　　　　19

這些可能是心腦血管的問題　　　　　　25

第二章

這些病你真的瞭解嗎？

高血壓：開始控制血壓就不能停　　　　30

高血脂症：關鍵是控制體重　　　　　　34

糖尿病：控制飲食是關鍵　　　　　　　38

腦中風：注意預防再復發　　　　　　　42

動脈粥樣硬化：控制血糖也是關鍵　　　46

冠心病：日常保健比吃藥更重要　　　　50

心絞痛：發作時要立刻休息　　　　　　54

心肌梗塞：硝酸甘油不離身　　　　　　58

心力衰竭：病情改善後再運動吧　　　　62

認知障礙症：警惕記憶力下降　　　　　66

第三章

你以為做完心臟支架手術就萬事大吉了嗎？

什麼是心臟支架手術？　　　　　　　　72

做完手術並不代表不會再堵了　　　　　73

注意飲食忌口　　　　　　　　　　　　76

別忘了運動　　　　　　　　　　　　　77

穴位按刮，減少術後復發　　　　　　　80

術後也要牢記的急救方法　　　　　　　101

第四章

你以為你吃對了嗎？

肉類：讓人又愛又恨　　　　　　　　　112

主食：你最離不開的　　　　　　　　　121

蔬菜：放心食用保健康　　　　　　　　145

水果：適當選擇　　　　　　　　　　　202

第五章

你以為你喝對了嗎？

利濕祛水茶	216
粟米鬚茶	216
洛神花山楂茶	217
陳皮綠茶	217
茵陳丹參甘草茶	218
決明子山楂茶	218
橘皮茯苓茶	219
山楂枸杞子茶	219
三七花黃芪茶	220
地黃杜仲茶	220
杜仲山楂茶	221
決明子綠茶飲	221
首烏丹參蜂蜜飲	222
丹參玉竹山楂飲	222
山楂荷葉茶	223
菊花荷葉茶	223

附錄

24 式太極拳運動速查	224

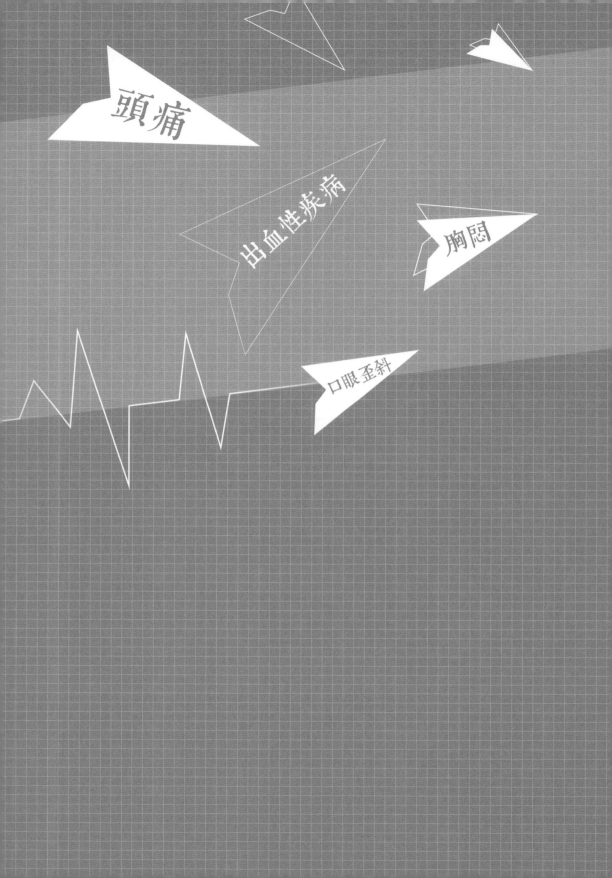

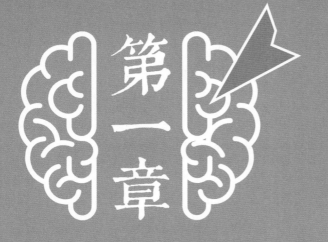

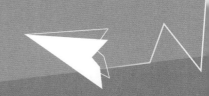

第一章．你以為這些症狀只是小病嗎？

頭暈、頭痛、胸痛、手臂痛，你以為這些只是小病嗎？其實，這些都有可能是心腦血管給你發出的「求救信號」。

心腦血管病，多數是因為各種原因導致的心臟、大腦及全身組織發生的缺血性或出血性疾病，所以患病時出現的症狀可能遍及全身。平時多留心自己身體的小變化，才能在第一時間發現疾病的徵兆，早發現早治療，以減少心腦血管病對身體造成的傷害。

這些可能是腦血管的問題

頭暈 可能是腦血管給你的信號

這些症狀你有嗎？

腦動脈硬化：①頭暈、頭痛；②煩躁、心悸、失眠；③注意力不集中、記憶力減退；④肢體麻木。

椎基底動脈供血不足：①眩暈、噁心嘔吐、行走不穩；②視力模糊、複視、單眼及雙眼同側視野缺損；③語言不利、昏厥或跌倒、面部及四肢麻木等。

個案一　頭暈，可能是每個人都有過的感受。老張第一次頭暈是在一年前，他剛買完菜回家上樓的時候，突然一陣頭暈襲來，嚇得他趕緊抓住扶手才免去了從樓梯上摔下來的危險。老張沒怎麼在意，他平時就有貧血的毛病，偶爾犯一下頭暈也是常有的事。但從那以後，老張頭暈的次數明顯增多，有時一天發生好幾次頭暈，偶爾還會犯一下頭痛。老張還沒説什麼，老伴先不幹了，非拉著老張上醫院，在醫院做了一系列檢查，結果顯示腦動脈狹窄，醫生説再遲些來可能就發展成腦中風了。

李醫生 告訴你

頭暈是一種很常見的症狀，而腦血管問題引起的頭暈通常原因是腦供血不足，像腦動脈硬化、腦動脈狹窄等。大腦接受不到充足的養分供應，自然工作的時候就不會盡心盡力。需要注意的是不管以上哪一種原因引起的頭暈，都需要警惕腦中風。腦組織長時間營養跟不上，就像我們長時間不吃飯一樣，腦組織就會「餓死」，引發腦中風。尤其是有高血壓、高血脂症、冠心病等慢性病的中老年人應特別注意頭暈，如果哪天突然出現沒有原因的頭暈，或者突發頭暈加重，就一定要去醫院看一看了。

頭痛 原因一定要警惕

這些症狀你有嗎？

腦出血：①頭暈、頭痛；②嘔吐、意識障礙；③運動和語音障礙；④眼部症狀（偏盲、眼球活動障礙、凝視麻痺）。

顱內腫瘤：①發作性進行性加重的頭痛，晨起加重；②視力障礙、複視；③血壓不穩。

個案二

文叔的頭又開始痛了。文叔今年已經 46 歲了，工作壓力大的時候，總是會習慣性頭痛。但是，最近正值工作淡季，前兩天剛剛旅行回來的文叔本打算好好休息一下，再迎接新一輪繁重的工作。這天卻突然又開始頭痛，但最近並沒有什麼壓力，生活上也沒有不順心的事。這次的頭痛來得突然，而且格外的痛，蔓延至整個頭部。頭痛越來越厲害，臨近晚上文叔實在受不了，讓老伴打電話叫來兒子開車送他去醫院。經醫院診斷為腦出血，這可把文叔一家嚇壞了，連連感歎幸虧醫院去得及時。

李醫生 告訴你

頭痛的種類有很多，原因也很複雜，可以由各種系統、多種疾病引起。很多年輕人，工作壓力大，生活不規律，就會經常性頭痛；一旦習慣了這種頭痛，就會忽視一些心腦血管發出的危險信號。文叔這種劇烈的疼痛更需要警惕，這有可能是腦出血的早期症狀，最初一般是出血的部位疼痛，隨後可能蔓延至整個頭部、面部，而且越來越嚴重，更甚者還可能發熱、抽搐。腦供血不足也可能引發頭痛，一般中老年患者發生的較多，多為長期的慢性頭痛，有時也可能較重，但不會出現面部疼痛。此外，顱內腫瘤也會引起頭痛，這種頭痛一般為間歇性鈍痛，晨起時最為劇烈。

手麻腳麻 別總不當回事兒

個案三

劉大爺今年六十多了，得糖尿病也有十多年了，最近開始出現手腳發麻的現象。常聽人說糖尿病後期就有手腳麻木的症狀，劉大爺趕緊開始嚴格控制血糖。每天只吃清水煮白菜和一小塊饅頭，每天測一次血糖。控制了一個多星期後，手腳發麻的現象並沒有多大改善，而且他發現只有一側手腳發麻，另一側似乎沒什麼問題。劉大爺覺得發麻下去也不是辦法，還是決定去醫院看看比較踏實。結果被醫生告知，這並不是糖尿病的併發症，而是腦中風的先兆。

李醫生 告訴你

突然一側的肢體麻木需要我們格外重視。腦血管病引發的肢體麻木一般都是突然、單側的，某一塊腦組織缺血會影響大腦對肢體的控制從而引發手腳麻木。若不重視這類手腳麻木，任由其發展下去，大腦組織缺血時間過長就會壞死，出現腦梗塞，嚴重的還可能導致偏癱或危及生命。有的人可能會有舌頭發麻的症狀，尤其是舌根部位的麻木，出現腦中風的可能性更大。而糖尿病和腦血管病的手腳麻木是有分別的，前者通常呈蟲爬、觸電感，往往從雙側遠端腳趾上行可達膝上。

開始記不住事兒 你要注意了

這些症狀你有嗎？

腦動脈硬化： ①經常使用的物品忘記放在哪兒；②人的名字、事物的名字最容易忘記；③晚上睡眠質量差。

認知障礙症： ①難以勝任日常家務；②經常忘記簡單詞語；③反應遲鈍，很難跟上他人交談時的思路。

個案四　老年人記憶力減退可能是一種很常見的現象，不過隆叔今天的反應可是嚇了老伴一跳。隆叔沒記性，總是記不住東西放在哪裡，說過的話需要重複好幾遍才能印在腦子裡；所以隆嬸總喜歡把東西放在固定的位置上，方便隆叔找到。但今天隆叔不停地翻找剪刀的時候，隆嬸就開始覺得奇怪。不過她並沒有放在心上，直到下午隔壁的老陳來叫隆叔打麻將，隆叔竟然忘了這個天天見面的老鄰居是誰。隆嬸立刻拉著隆叔去了醫院，全面檢查結果竟然是患上了腦動脈硬化。

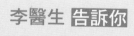

李醫生 告訴你

記憶力減退是一種正常的衰老現象。如果是離得比較近的事更容易忘記，也可能是認知障礙症的前兆。不過像隆叔這種發生的比較突然的情況，通常是由腦血管病引起的，需要警惕。腦動脈硬化時，動脈血管壁增厚，管腔狹窄，腦血流就會不暢，引起腦組織的慢性缺血缺氧狀態，導致記憶力減退；如果血管壁堵塞，發生了壞死現象，就會突然認人不清、認物不清等。因此要重視這類記憶力減退的症狀，及時檢查就醫，以便早期治療，預防腦中風的發生。

這些症狀你有嗎？

腦中風：①性格突然改變，脾氣暴躁；②頭暈、步態不穩；③肢體無力，飲水易嗆咳，吞咽困難。

抑鬱症：①情緒變化通常有明確的原因；②每次發作持續至少2周，長者甚或數年；③心境低落與其處境不相稱。

個案五
最近老邢脾氣變暴躁了。老邢以往是個很和氣的人，喜歡結交朋友，平時喜歡和朋友一起出去吃個飯，聊聊天，總是樂呵呵的。可是最近老邢的情緒突然變得古怪了，每天唸唸叨叨嘴裡不知道在説些什麼，旁人也聽不清。還總嚷嚷著頭痛，有時又很安靜，一臉憂鬱的樣子；有時又暴躁異常，對著家裡人大吵大鬧。女兒看他這個樣子，覺得可能是跟朋友之間出了什麼問題，導致了情緒抑鬱、陰晴不定。於是便帶著他去看了心理醫生，醫生看後建議他去看心腦血管病科，懷疑可能是腦血管的問題。

李醫生 告訴你

腦中風的患者早期常常會出現與發病前完全不同的性格，與發病前相比判若兩人，使家人難以理解。有些人也可能表現為個性和人格改變，多數變得自私、主觀，或急躁易怒、不理智，還有人表現為性格孤僻、自我中心等。如果腦血管病變出現在大腦的顳葉和額葉兩個部位，造成了這兩個部位的腦組織缺血，就會損害控制情緒的腦細胞神經，再加上腦供血不足可能會引發頭痛、頭暈、肢體不利等身體不適，種種疊加，就會使人情緒改變，大部分表現為突然性的易躁易怒。

手笨腳拙 是不是腦血管的問題

這些症狀你有嗎？

腦中風：①一側手臂抬不起來，另一側沒事；②頭暈、頭痛、手腳麻木；③飲水嗆咳，吞咽困難。

頸椎病：①症狀複雜多樣，主要是頸背疼痛；②視力下降、眼脹痛、怕光、流淚、瞳孔大小不等；③也可能出現血壓升高或降低。

個案六

王先生最近腿腳有些不太利落，走著走著就會突然腳步不穩，就像被什麼絆了一下似的。有時跟蹌一下還能站住，有時就會直接摔倒在地。手也有些不穩，感覺沉重，右手總是使不上力氣，看書的時候想往後翻頁，卻怎麼也翻不過來；吃飯的時候，抬不起手來，筷子拿不住；開個燈都用不上力氣，非要用上另一隻手才能打開……很多這樣的行為，讓他覺得自己的手腳好像都不是自己的了。王先生躊躇了兩天還是決定去醫院看看，醫生告訴他這一系列表現其實是腦中風的徵兆。

李醫生 告訴你

單側肢體的活動障礙，很有可能是腦中風的先兆。大腦組織缺血，損傷到控制運動的神經中樞時，就會影響大腦對肢體的控制，產生類似王先生這種的活動障礙。而這類活動障礙通常都是單側的，一側大腦受到損傷，對側肢體出現活動障礙。需要區別的是頸椎病所引起的活動障礙。頸椎長期勞損、骨質增生，或椎間盤脫出、韌帶增厚，致使頸椎脊髓、神經根或椎動脈受壓，也會損害運動神經中樞，一般表現為頸背疼痛、上肢無力、手指發麻、下肢乏力等。

17

流口水、口眼歪斜 區別面癱和腦中風

個案七 今天吃飯的時候，華文發現自己的嘴像漏了一樣，接不住吃的，喝一口湯，漏了半口。華文趕緊去照鏡子，發現自己的嘴角、眼角似乎蜷縮到一起了，他懷疑自己得了面癱，就趕緊戴著口罩去醫院了。到了醫院，醫生為他做了初步的檢查，斷定這並不是面癱，而是腦中風。華文很驚訝：「腦中風不是應該手腳抽搐或者直接昏過去嗎？」醫生告訴他腦中風的表現有很多。他的這種流口水、口眼歪斜症狀其實也是腦中風的先兆之一。

李醫生 告訴你

腦中風引起的流口水、口眼歪斜，通常是因為腦組織缺血，損傷腦神經引起的中樞性的面神經麻痺，通常只累及到眼瞼以下。而我們通常所說的面癱屬周圍性面神經炎，額紋、眼瞼、面部都會累及到，而且往往有一些感冒、受涼或耳部疼痛的表現。有一個簡單的方法可以區別腦中風和面癱：面對鏡子，看著鏡子中的自己，眼睛往上看，用餘光觀察自己的額頭。如果是面癱，額紋就會消失，額頭光滑；如果是腦中風，額紋就會存在，只是眼以下、面部的神經麻痺。

這些可能是心血管的問題

心慌、氣短 別以為只是累著了

這些症狀你有嗎？

冠心病：①患有高血壓或高脂血症；②胸痛或心前區不適；③活動後症狀加劇。

更年期綜合症：①多發生於 45~55 歲女性；②常潮熱、出汗。

個案一　馮大媽年輕的時候也是她們這一代有名的漂亮姑娘，後來嫁了個好人家，丈夫對她非常好，讓她在家做全職太太，自己出去賺錢養家，馮大媽的生活一直過得不錯。但是自從小孫子出生以後，馮大媽身上的擔子一下就重了不少。尤其是最近買完菜上樓總是喘不上氣，有時還會有心慌的情況發生。老伴知道後，決定讓馮大媽歇歇，請了個保姆。但馮大媽的狀況並沒有好轉，於是老伴帶她去醫院做了檢查，原來馮大媽心慌並不是累的，而是得了冠心病。

李醫生 告訴你

心慌、氣短的原因有很多，一些都市白領精神壓力大，平時不愛運動，或是一些正值更年期的婦女都可能會有心慌、氣短的表現，因此這類情況很容易被忽視，導致錯過最佳的治療時期。但其實心慌、氣短同樣是心血管疾病的典型症狀。像冠心病、動脈粥樣硬化這一類疾病通常會使血管內形成斑塊，血管變硬，彈性變差，血流受阻，導致心肌缺血，心血不足自然會有心慌、氣短的表現。值得注意的是，一些器質性的心臟病，如風濕性心臟病等也會有心慌、氣短的表現，需要通過臨床檢查來區別。

19

這些症狀你有嗎？

心血管疾病：①白天出現的胸悶，活動後加重；②勞累時感到心前區疼痛或左背部放射痛；③飯後胸骨後憋脹得厲害。

呼吸系統疾病：感冒及呼吸道感染症狀，如咳嗽、黃痰、胸痛、發熱、氣喘等。

個案二

趙老頭晚上愛起夜，醒了在床上坐一會兒才能接著睡覺。老伴一直以為他是做噩夢了，也沒在意，其實趙老頭是被憋醒的。趙老頭以前也經常起夜，那是因為他腎不好，晚上一般會起來上個廁所，但是近一年他晚上睡覺時經常會覺得胸悶、呼吸困難，有的時候憋得難受，就被憋醒了。趙老頭怕打擾到老伴，就自己坐起來，等難受的感覺過去了，再躺下繼續睡。這種情況持續了一段時間，趙老頭決定還是要去醫院檢查。去了醫院，果然，醫生告訴他這是心血管病的信號。

李醫生 告訴你

胸悶可能是生理性的，也可能是病理性的，一般人在密閉空間逗留較長時間，或遇到某些不愉快的事，就有可能導致胸悶，這就是生理性的胸悶，通常改變一下環境或調節一下心情就可以緩解。夜間發生的胸悶或呼吸困難可能是由心臟或呼吸系統疾病引起的病理性胸悶。這種病理性胸悶應當引起格外重視，因為無論是心臟還是呼吸系統的疾病都屬比較嚴重的範疇。由心血管病引起的胸悶通常伴有前胸痛、飯後胸骨後憋脹等；呼吸系統疾病通常伴有呼吸困難、咳嗽、黃痰、發熱等感染症狀。

前胸痛 可能提示心血管病

這些症狀你有嗎？

心絞痛：①胸悶、氣短、疲倦；②咽喉痛、左肩或雙肩痛；③疼痛一般發作 3~5 分鐘，通過休息或含服硝酸甘油可以緩解。

胸膜炎：①突發刺痛；②咳嗽時加重。

個案三　最近吳阿姨前胸總是隱隱作痛，她懷疑自己的心臟出了問題，趕緊去醫院做了 X 光片、心電圖及超聲波等一系列心臟方面的檢查。醫生拿到吳阿姨的檢查報告，卻告訴吳阿姨沒有什麼嚴重的病變，讓吳阿姨回家多休息，如果休息了一段時間還是胸痛的話再到醫院來看看。吳阿姨回家休息了一段時間後，胸痛也沒有很明顯的改善，於是吳阿姨又去了醫院。吳阿姨把自己胸痛的情況和自己的檢查結果又跟醫生說了一遍，這次醫生告訴吳阿姨這不是器質性心臟病，可能是心血管病導致的，所以才不容易檢查出來。

李醫生 告訴你

一部分心臟病變是可以通過心電圖、X 光片等檢查檢測出來的，如心室肥大、二尖瓣缺損等，而心血管疾病，尤其是前期是很難在這些檢查中發現問題的。因此，當您出現前胸痛的症狀時，很可能是心血管病變發出的信號。前胸疼痛是一個典型的心臟病變的提示，如果心電圖等檢查沒有發現明顯問題，就需要考慮心血管病的可能了。心血管病通常是因為心肌缺血導致的，因此大部分人表現為心前區一個手掌大的區域疼痛，一般伴有胸悶、氣短、疲倦等。另外，呼吸系統疾病也有可能導致胸痛，如胸膜炎等，一般疼痛較為劇烈，並且有明顯誘因。

後背、左臂痛 是不是心血管病

這些症狀你有嗎？

冠心病：①通常伴有胸痛；②心率增快或減慢、血壓波動；③通常為左肩、左臂疼痛。

頸椎病：①脖子僵硬；②肩、背、頸椎持續隱痛、酸痛；③頸部疼痛伴上肢放射性疼痛或者麻木。

個案四

老王患頸椎病有一段時間了，脖子僵硬，肩膀疼痛的情況時有發生。可是最近老王的後背也開始疼起來了。老王以為還是頸椎的問題，沒怎麼在意，去了一家按摩醫院，做了做推拿，以往頸椎病犯了，推拿還是很管用的。可是這一次推拿卻並沒有起到什麼作用，老王的後背依然時不時地疼上一回，甚至有些愈發嚴重的趨勢，慢慢地還遷延到左胳膊也開始疼了。老王意識到可能會有其他地方的毛病，就去醫院看了醫生，得出的結果讓老王很是意外，原來這是由心血管病引起的。

李醫生 告訴你

冠狀動脈供血不足，心肌急劇和暫時的缺血與缺氧會引起前胸陣發性的疼痛，有時還會引起後背、左臂疼痛，這種疼痛通常呈放射性，從後背蔓延至左肩、左上臂，疼痛時胸部有壓迫、灼熱或擠壓感，和前面所提到的胸痛的情況一樣，這種疼痛持續時間短，3~5 分鐘消失，最長不超過 20 分鐘。頸椎病同樣也會出現肩背、手臂痛的情況，但不同的是，頸椎病不止局限於左肩、左臂，頸部、右肩等也會有僵硬不適等感覺，熱敷、理療後疼痛會有所緩解。

頭暈目眩 可能不只是腦血管的問題

這些症狀你有嗎？

心血管疾病：①心悸、氣短、端坐呼吸困難、夜間陣發性呼吸困難；②胸骨後的壓迫性或緊縮性疼痛、胸悶不適；③發紺、暈厥、咳嗽、咯血等。

腦血管疾病：①肢體無力、麻木；②單側肢體不靈活；③語言障礙，記憶力下降等。

個案五

人人都說孫老師惜命，沒事兒就愛往醫院跑。今天孫老師又去醫院了，原因是他這兩天總是頭暈、頭昏腦脹，還伴有胸口悶悶的感覺。孫老師以前聽說腦中風的先兆就是頭暈，到了醫院就掛了個心腦血管病科。做了一系列腦部檢查後，醫生診斷孫老師並沒有患腦中風，並建議他到心血管科看一看。孫老師很困惑：「心血管病怎麼會頭暈？」來到了心血管科，醫生檢查過之後告訴他，他長期有高血壓的毛病，再加上他伴有胸痛的症狀，很有可能是缺血缺氧導致的顱內壓增高而引起的頭暈。

李醫生 告訴你

動脈粥樣硬化發生在心血管上引起心肌的缺血，導致心臟活力下降，或者血液黏稠度過高，都會導致腦供血不足引發頭暈。值得注意的是頭暈和眩暈是有區別的，很多人搞不清楚就會把這兩種歸為一類。眩暈發病時感到天旋地轉，也可感到周圍景物左右擺動，是空間定位錯覺引起的自身或周圍物體的運動幻覺；而頭暈發病時只感覺到頭昏腦脹，心血管病伴發的頭暈通常指的是後者。雖然心血管病的頭暈也是由腦供血不足引起的，但是通常會伴有胸痛、胸悶等症狀，可以與腦血管病變相區別。

牙痛、嗓子痛 你看過心血管嗎

這些症狀你有嗎？

牙齒病變：①疼痛部位具體，可以指出哪顆牙在痛；②牙齦或臉頰紅腫。

心肌梗塞：①認不清具體疼痛位置；②伴有胸痛、胸悶等症狀。

個案六　五叔最近有點兒上火，牙痛帶著嗓子都痛。就只有左邊的牙床痛，右邊就沒事，臉也沒有腫。五叔本來以為忍忍，或者在家吃兩天降火的藥就好了，但沒想到吃了兩天藥也沒有好轉，於是他決定去牙科診所看看。到了診所後醫生詢問五叔具體哪顆牙痛，五叔卻怎麼也說不明白，好像是這顆又好像是那顆，醫生一看這個情況就建議五叔去看看心血管科。五叔很奇怪，掛了心血管科的號，並說明了自己的情況。醫生建議他去做一個血管造影。結果出來，果然五叔已經患上了冠心病。

李醫生 告訴你

牙痛、嗓子痛是比較常見的、不容易被人注意到的症狀。但事實上牙痛、嗓子痛所提示的心血管病通常都比較嚴重，例如心肌梗塞。這種牙痛其實是心臟疼痛的一種「神經折射反應」。當心肌缺血、缺氧時，就會刺激神經產生痛覺，又由於血流不暢，來自心臟的神經痛會同其他部位的神經痛聚在一起，然後再傳給大腦，大腦就可能把心臟的疼痛誤以為是別的地方疼痛。因此，這種牙痛累及到嗓子痛通常說不清具體位置，很多時候還會出現頭疼、後背疼痛等。與上火或牙齒本身的問題不同的是，這種疼痛不會引發牙齦紅腫等其他病變。

這些可能是心腦血管的問題

家裡人有心腦血管病 你要注意

這些症狀你有嗎？

遺傳心腦血管病：父母有一方或雙方都患有心腦血管病，爺爺奶奶、公公婆婆中，有一人患有心腦血管病，那麼後代患心腦血管病的概率就會增高。如果平時飲食高鹽高糖，生活作息也不規律，就更容易患上心腦血管病了。

個案一  小張今年剛剛 26 歲，今年單位組織體檢時卻查出了血脂較高，被醫生告知需要警惕動脈粥樣硬化的發生。小張很疑惑，她的身材並不是很胖，平常油膩的東西吃得也不多，為什麼會血脂高呢？她再三詢問體檢中心的醫生，是不是結果有問題，醫生都說沒有，無奈她只得換一家醫院再檢查。在新的醫院做過檢查後，血脂同樣過高，看到小張的疑惑，醫生詢問了小張的生活作息和家人的情況，結果發現她的父母和奶奶都有心腦血管病史，小張的高血脂很有可能是遺傳所致。

李醫生 告訴你

許多患有高脂血症、高血壓這類會誘發心腦血管病的患者都具有家族聚集性，具有明顯的遺傳傾向。經研究，有些高脂血症的遺傳基因是一種常染色體的顯性基因，意思就是說，這種基因很容易被遺傳給下一代，致使人在年紀不大時就患上冠心病或一些其他的心腦血管病。但是要注意，雖然心腦血管病很容易被遺傳，卻也並不是百分之百；因此如果你的家中有人患有心腦血管病也不用過分擔心，平時多注意飲食，生活作息規律，還是可以有效避免心腦血管病的發生的。

血壓居高不下 最易被疾病攻破

這些症狀你有嗎？

①頭暈、頭部脹痛、沉重；②煩躁、心悸、失眠、注意力不集中、記憶力減退、肢體麻木、健忘、視力障礙、嘔吐、耳鳴等；③急進型高血壓嚴重時伴視力障礙，常有乏力、口渴、多尿等症狀。

個案二

王太太的高血壓病不是一兩年了，最近卻有點兒不太受控制，血壓總是居高不下。王太太平時喜歡打麻將，一打起來就廢寢忘食，這就導致了她飲食不規律，高血壓的藥自然也吃得不規律。前兩年都還好，最近新搬來了一個麻將水平與她旗鼓相當的鄰居，王太太就愈發廢寢忘食了，不按時吃藥加作息不規律導致了她最近的血壓總是居高不下。這天打著打著麻將，王太太突然跌倒在地，不省人事，打電話叫救護車，得知王太太突發腦中風。

李醫生 告訴你

高血壓一直是心腦血管病的高危因素，但因為大部分的高血壓並沒有明顯的症狀，所以往往不被重視。高血壓會導致心臟的負荷加重，尤其是在血壓控制不穩的情況下。血管壁本來是富有彈性的，長期持續的血壓升高，血管壁就會變硬，導致動脈血管壁增厚，管腔變窄，血流減小。高血壓還會使動脈內壁變粗糙，從而加大了動脈粥樣硬化的發生概率；這種粗糙還容易引發血管內血小板的沉積，增加了血栓的風險。平時生活應多注意自己的血壓變化，一旦確診高血壓，就一定要注意控制血壓平穩，避免驟升驟降。

高血脂的後果 你可能承擔不起

這些症狀你有嗎？

高脂血症：前期無不適，嚴重時多表現為頭暈、頭痛、神疲乏力、失眠健忘、肢體麻木、胸悶胸痛、心慌氣短等。一部分人可能會發生與人講話間隙容易犯困、視力下降等症狀。

個案三　畢老愛吃肉這一點是盡人皆知的。尤其愛吃肥肉，用畢老的話說，沒有肥肉的肉怎麼能叫肉？畢老對於肉的做法也有一套自己的見解，所以街坊四鄰有誰家做了燉肉都愛叫他來嚐嚐，提提建議。久而久之，畢老這一身的肥膘也就養起來了。身體肥胖血脂自然也不會低，可是畢老卻不怎麼在意。這天，畢老去隔壁老劉家吃飯，吃著吃著突然前胸劇烈疼痛，老劉一家看見了趕緊打電話叫了救護車，去醫院檢查原來是犯了急性心肌梗塞。

李醫生 告訴你

高脂血症是引起動脈粥樣硬化性心腦血管病的重要危險因素。經常吃油膩的食物，身體的肥胖可能會引發高脂血症。高脂血症會引起血液黏稠度增高，直接影響了血液在血管中的流動，這種黏稠度高的血液還會增加血管內血栓的形成概率，導致心肌梗塞或腦梗塞的發生。高脂血症的症狀與高血壓類似，平時沒有明顯的不舒適的感覺，往往在做血液檢查時才被發現患有高脂血症；因此應注意做定期的體檢，便於自己早發現，早控制。除此之外，高脂血症嚴重時也會有一些如頭暈、頭痛等症狀，出現這些症狀時要及時做血液檢查以便確診。

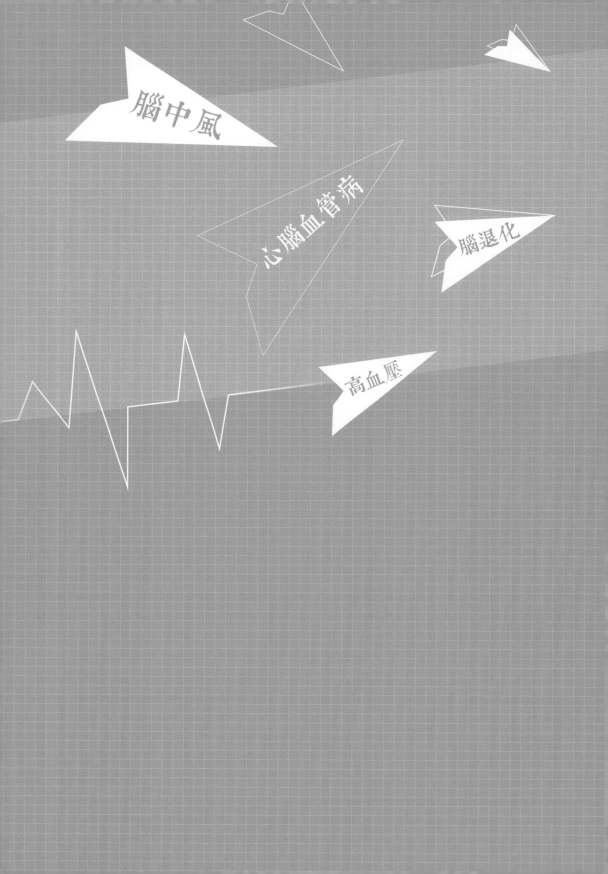

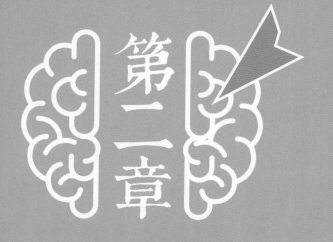

第二章·

這些病你真的瞭解嗎？

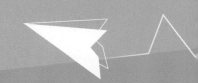

高血壓、高脂血症、腦中風等一系列心腦血管病你一定不是第一次聽說，平衡飲食、規律生活你一定也不是第一次被提醒。這些疾病你真的瞭解嗎？具體應該怎麼做才能預防心腦血管病的發生？已經患上了心腦血管病又應該怎麼調理？每種心腦血管病的養護方法又有什麼差異呢？日常生活中應怎樣對待不同的心腦血管病？這些問題你可能還不清楚，讀完這一章可以讓你更加深入地認識心腦血管病的預防和養護方法。

開始控制血壓就不能停

每天定時量血壓

高血壓患者每天測血壓可以幫助自己明確血壓是否得到了有效的控制。若血壓控制不理想，高血壓患者須去醫院諮詢醫生，調整用藥。

血壓不是穩定的數值，有晝夜之分，晚上睡覺時心率較平穩，血壓也會相應下降。清晨起來，剛一開始活動，血壓會達到或接近最高峰，然後逐步下降，下午 4~6 點又會出現第二個高峰。因此，最好每天都在同一個時間段測量血壓，方便對比血壓的控制效果。

姿勢不同血壓也不同

人在躺著時，心臟用相對小的壓力就可以把血液輸送到全身，此時測到的血壓就相對低。而人在坐著或站著時，由於地球的重力作用，心臟就需加大壓力才能把血液輸送到全身，此時測到的血壓就相對高。值得注意的是，臨床測定以人坐著的時候，手臂與心臟在同一水平面測的血壓最為準確。

左右胳膊的血壓有不同，以數值高的為準

許多患者會疑惑血壓究竟應測量哪隻手臂，因為有時兩隻手臂血壓值並不一致。這是因為雙上肢肱動脈距離心臟和

高血壓的分期

健康人	高血壓一期		高血壓二期
高壓小於 140 毫米汞柱	可能有頭暈、頭痛的症狀	無心、腦、腎併發症表現	開始出現心、腦、腎併發症的早期症狀
收縮壓為 120~139 毫米汞柱；且舒張壓為 80~89 毫米汞柱	收縮壓 140~159 毫米汞柱或舒張壓 90~99 毫米汞柱	表現為休息後能夠恢復正常	收縮壓 160~179 毫米汞柱或舒張壓 100~109 毫米汞柱

主動脈的距離不等，右側血壓通常高於左側血壓，差值在 5~10 毫米汞柱；因此，一般以右側肱動脈血壓測量結果為準。

第一次測量血壓時建議對兩側手臂都進行測量，若左上臂血壓較高，則以後測量左臂；若兩側結果一致或右臂血壓高，則以後就測右臂。當左右雙臂量出的血壓值差經常超過 15 毫米汞柱時，

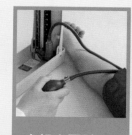

水銀血壓計
雖然操作較麻煩，但是測量也比較準確。

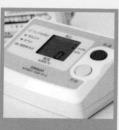

電子血壓計
手臂式電子血壓計比腕式電子血壓計測量穩定性更好。

應當引起注意，因為兩臂之間血壓差值越大，就意味著身體四肢和主要臟器輸送血液的血管出了毛病，長此以往就會影響心臟健康，從而誘發心臟病、腦中風等心腦血管病。另外，還應在測量時間上稍間隔一段時間，袖帶不宜過寬或過窄，以免影響測量結果。

準時吃藥

高血壓是對藥物治療有嚴格要求的疾病，若醫生給你開了藥，就一定要遵醫囑服藥。一般來說，醫生會從小劑量開始用藥以減少不良反應的發生，按時服藥能方便醫生監測你的血壓情況、用藥的療效，酌情選擇加量或減量。再有，降壓的藥物需要一定的吸收時間，按醫囑吃藥可以保證藥效持續作用，若擅自停藥，不僅要花費時間使藥效重新達到吸收最好的狀態，而且經常反復也會使身體產生耐藥性。

耳鳴、眼花、健忘、心悸等

大部分時間收縮壓大於 180 毫米汞柱，或舒張壓大於 110 毫

左心衰竭：呼吸困難、可伴發急性肺水腫

高血壓三期

表現為休息後不能降至正常

高血壓腦病，導致昏迷或偏癱

腦中風，併發腦出血或腦血栓

腎功能衰竭，嚴重可致尿毒症

眼底出血或滲出，嚴重可導致失明

定時排便，避免血壓驟升

據研究，排便時腦動脈壓力可增加 20 毫米汞柱以上。血壓驟升可導致腦出血，心肌耗氧量的增加可誘發心絞痛、心肌梗塞及嚴重的心律失常，甚至可能導致猝死。另外，老年人血管調節反應差，久蹲便後站起容易發生一過性腦缺血，容易暈倒甚至發生腦血管意外。為了避免上述不幸的發生，要養成定時排便的習慣。

高血壓的飲食原則

無論你已經是高血壓患者，或是想預防高血壓，飲食首先需要注意的都應該是控制鹽的攝入量。健康人建議每天不超過 6 克鹽，高血壓患者最好低於 5 克鹽。

適當攝入高纖維、低膽固醇的食物。如苦瓜、洋葱、芹菜、粟米、海帶、木耳等都有降壓的效果，在食用的的時候應該首先考慮。

肥肉中含有較多的飽和脂肪酸，而且能夠供給人體更高的熱量，多吃肥肉易使人體脂肪堆積，導致身體肥胖，血脂升高，可能導致動脈硬化；故高血壓、高脂血症患者更應少吃或不吃肥肉。

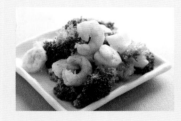

西蘭花炒蝦仁

蝦仁、西蘭花清洗乾淨；鍋內倒油燒熱，下薑爆香，加蝦仁、料酒翻炒；加入西蘭花爆炒，加鹽調味即可。

♥ 100 克西蘭花含 1.6 克膳食纖維，是高纖維食物。

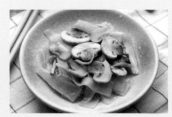

蘑菇炒萵筍

蘑菇洗淨，去蒂，切片；萵筍去皮，切片。油鍋燒熱，爆香大葱、薑，放入萵筍片、蘑菇片翻炒，加入鹽，炒熟即可。

♥ 食用時保留萵筍葉，有利於改善血管張力。

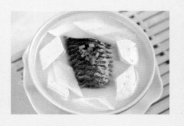

鯉魚豆腐湯

炒鍋熱油，爆香大葱、薑、大蒜，放鯉魚煎至兩面金黃，加水和豆腐塊，加蓋燒開至湯呈乳白色，加鹽調味，煮熟即可。

♥ 豆腐不含膽固醇，是高血壓患者的理想食材。

按摩湧泉穴、印堂穴：滋養肝腎、緩解頭暈

按揉湧泉穴可以滋養肝腎，輔助降血壓，還利於緩解頭暈、耳鳴等症狀。按摩印堂穴可治療頭暈、頭痛、失眠等疾病。

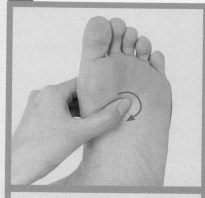

01 按揉湧泉穴

定位：湧泉穴在足底，屈足卷趾時足心最凹陷處。

按摩手法：用拇指用力按揉湧泉穴 200 次。

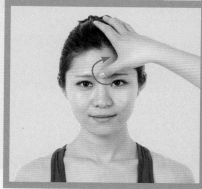

02 按揉印堂穴

定位：印堂穴在前額部，兩眉毛內側端中間的凹陷中。

按摩手法：用拇指按揉印堂穴 200 次。

適量規律的運動有益降低血壓

適量運動對降低血壓很有效，規律的運動不僅可以幫助降低血壓，還能控制體重，使人擁有良好的體態。可以每天用餐半小時後散散步，研究表明較長時間的步行，可以使舒張壓明顯下降，高血壓的症狀也會隨之改善。散步時間一般為 15~50 分鐘，每天一兩次，速度可按個人身體狀況而定。到戶外空氣新鮮的地方去散步，是防治高血壓簡單易行的運動。

選擇不要過於激烈運動，運動時如果血壓波動厲害，心絞痛明顯，有頭暈現象，各方面情況不太穩定，應當停止運動鍛煉，待用藥病情穩定後再開始運動療法。如果是繼發性高血壓，需先確定原發因素。首先針對原發疾病進行治療，再安排合適的運動療法。不用天天運動，一周只花五天的時間來運動，也能達到一個好的降壓效果。

關鍵是控制體重

重視體重控制，瞭解自己的體重指數

體內的脂肪含量會影響血管內脂肪含量，因此控制體重成為調養或預防高脂血症的關鍵。超重的評價指標一般包括腰圍和 BMI（體重指數）。男性腰圍應小於 85 厘米，女性腰圍應小於 80 厘米。如四肢瘦、肚子大就是典型的「腹型肥胖」，是最容易患上心血管病的身形。

成年人最理想的 BMI 是 22，而中國 BMI 標準範圍是在 18.5~23.9 之間，太低或太高對身體都是沒有好處的。BMI 的計算方式：BMI ＝ 體重（千克）/ 身高^2（米）。BMI 僅作為體重評估的標準之一，還要參考其他指標。

不可盲目節食

長期限制飲食，體內會缺少糖分。葡萄糖會轉變成一種叫作 α- 磷酸甘油的物質，這種物質的減少會導致甘油三酯合成的減少，長久發展下去就會造成嚴重營養不良。

制訂計劃，讓體重逐步下降

減肥、控制體重和良好的生活習慣、規律的鍛煉及均衡的營養密不可分。比較合理的程度是每週減去 0.25~0.5 千克，若超過這個數字，你減掉的可能就只是水或者肌肉。制訂一個切實可行的計劃，把它寫在紙上，記錄自己每天

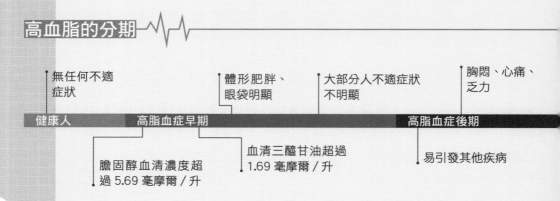

高血脂的分期

健康人	高脂血症早期		高脂血症後期
無任何不適症狀	體形肥胖、眼袋明顯	大部分人不適症狀不明顯	胸悶、心痛、乏力
膽固醇血清濃度超過 5.69 毫摩爾 / 升	血清三醯甘油超過 1.69 毫摩爾 / 升		易引發其他疾病

完成的情況，有利於瞭解自身的減肥進展，養成良好的生活習慣，還能在我們堅持不下去的時候，幫我們重拾信心。

煙酒絕對禁止

高脂血症最易引發動脈粥樣硬化、冠心病、腦梗塞等嚴重的心腦血管疾病。而吸煙的人冠心病的發病率較不吸煙的人高 3.5 倍。

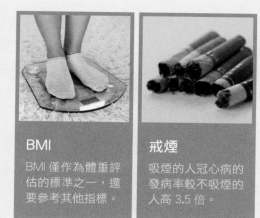

BMI
BMI 僅作為體重評估的標準之一，還要參考其他指標。

戒煙
吸煙的人冠心病的發病率較不吸煙的人高 3.5 倍。

香煙中的尼古丁能刺激血管和心肌的收縮，使血壓升高，促使動脈粥樣硬化引發心絞痛等；過量的飲酒會導致心功能衰退，而且對胃腸道、肝臟、神經系統、內分泌系統均有損害，也不利於體重的控制。

適量飲茶，軟化血管

茶葉含有兒茶鹼，能增強血管的柔韌性、彈性和滲透性，可預防血管壁的硬化，對心腦血管病有益。

有飲茶習慣的健康成年人，一天飲茶量在 12 克左右，分 3~4 次沖泡。而體力勞動量大的人，尤其是在高溫環境下工作或接觸毒害物質較多的人，一天喝 20 克左右的茶也可以。若吃油膩食物較多，可適當增加茶葉用量。孕婦、兒童、神經衰弱者、心動過速者，飲茶量應減少。

頭暈、頭痛

急性胰腺炎：急性腹痛、嘔吐

肌腱損害：自發性跟腱斷裂

併發症

飽餐後短暫腹痛等

冠心病：胸悶、胸痛

脂肪肝：肝臟腫大，嚴重者出現腹水

出現什麼症狀時應去檢查

高脂血症的初期表現並不明顯，但如果不加以重視會引起其他嚴重的併發症，這些疾病會有一些典型的表現，記住這些表現，當你出現這些症狀的時候就該去做檢查了：頭暈提示可能患腦動脈粥樣硬化；視物模糊可能是由血栓引起的；肢體乏力麻木可能有四肢動脈粥樣硬化的發生；胸悶、氣短、咳嗽、口唇面部青紫可能是因為氣管、肺部動脈粥樣硬化等引起的。

高脂血症的飲食原則

飲食治療是高脂血症治療的基礎，所採取的飲食措施不僅要達到降低血脂的目的，而且要保障患者獲得足夠的營養供給，才能保證身體健康。一些以素食為主或「三不吃」（肉不吃、蛋不吃、魚不吃）的片面做法是不可取的。

飲食要做到「四四二」：
「四要」為膳食要節制，飲食要清淡，蔬菜瓜果要多吃，烹調要用植物油；
「四不」為不吃或少吃糖、糖製甜品、奶油等，不用或少用富含膽固醇的食物，不吃或少吃油煎、油炸食物，不抽煙、不喝酒；
「二可以」為可以飲淡茶，喝脫脂奶，可以適量食用核桃、瓜子、果仁，最好少吃花生。

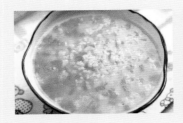

銀魚糙米粥

糙米加高湯，燒沸後，小火慢熬；紅蘿蔔切丁備用。快熟時，加入銀魚及紅蘿蔔丁，加鹽調味即可。

♥ 糙米中膳食纖維能與膽固醇結合，促進膽固醇排出。

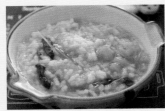

南瓜油白菜粥

南瓜去皮切小丁；油白菜切小段，略焯。大米加水煮沸，加南瓜丁煮至大米熟爛，加油白菜煮熟即可。

♥ 南瓜中的果膠能與多餘的膽固醇結合，使膽固醇吸收減少。

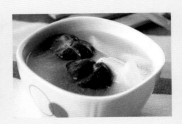

鮮蘑豆腐湯

鍋內添清湯，放入豆腐塊、鮮蘑菇片（或香菇）、鹽和薑末，燒開，撇去浮沫，加入胡椒粉、醋，淋入麻油，撒上蒜苗段即可。

♥ 高脂血症、高膽固醇、血管硬化患者以及肥胖者均宜食用。

按摩中脘穴、膻中穴：寬胸理氣，緩解胸悶氣短

按摩中脘穴能暢達中焦氣機，能緩解頭暈、頭痛等症狀。按摩膻中穴能寬胸理氣，緩解胸悶氣短、咳喘等症狀。

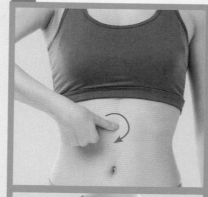

01 按揉中脘穴

定位：中脘穴在上腹部，臍中上 4 寸，前正中線上，劍胸結合與臍中連線的中點。

按摩手法：用拇指按揉中脘穴約 200 次。

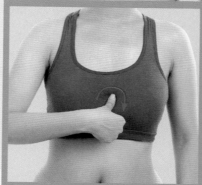

02 按揉膻中穴

定位：膻中穴在胸部，橫平第 4 肋間隙，前正中線上。約是兩乳頭連線的中點。

按摩手法：用拇指按揉膻中穴 200 次。

適當的運動鍛煉有益於高脂血症的養護

對於降低血清總膽固醇、甘油三酯以及其他脂蛋白數值，適當的運動鍛煉是有效果的，不僅能緩解高脂血症的症狀，還能控制體重。

高脂血症患者運動以慢跑、快走、騎車、爬樓梯、游泳等輕、中度耐力運動為主，運動強度控制在能接受的程度內，一般建議控制心率在每分鐘 100~145 次的範圍內，每週 3~5 次，每次 30~45 分鐘。運動前先做充分的預備動作，運動結束時也要有適當的緩衝。整個運動過程不要過於激烈。

運動強度因人而異，每週選擇 3~5 天進行運動就可以了，運動強度要控制在自己能接受的範圍內，由輕度到中度，逐漸過渡。冠心病患者在運動前，要先諮詢醫生。

糖尿病的病因

糖尿病的病因主要有兩種：一種為遺傳因素引起的糖尿病，1型或2型糖尿病均存在明顯的遺傳異質性。糖尿病存在家族發病傾向，1/4~1/2患者有糖尿病家族史。臨床上至少有60種以上的遺傳綜合症伴有糖尿病；另一種為非遺傳因素引起的糖尿病，進食過多，體力活動減少導致的肥胖是2型糖尿病最主要的後天因素，使具有2型糖尿病遺傳易感性的個體容易發病。

定期測量血糖

血糖值是瞭解病情和治療的依據，所以定期測量血糖很重要。空腹血糖大於或等於7.0毫摩爾／升，或餐後兩小時血糖大於或等於11.1毫摩爾／升，即確診為糖尿病。血糖是診斷糖尿病的唯一標準。有明顯「三多一少」（吃得多、飲得多、尿得多、人消瘦）症狀者，只要一次異常血糖值即可診斷。

血糖監測很重要，但一天測幾次血糖才好呢？不同類型、不同病情、不同場景，測量的次數不同。

① 用胰島素降糖的糖尿病患者。每天監測血糖至少1次，胰島素劑量較大者可控制在1~4次之間。

② 1型糖尿病患者。每天至少測3次血糖，生病或劇烈運

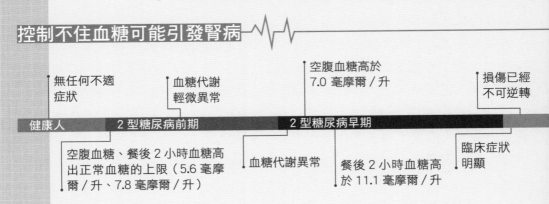

控制不住血糖可能引發腎病

| 健康人 | 2型糖尿病前期 | 2型糖尿病早期 |

無任何不適症狀

血糖代謝輕微異常

空腹血糖高於7.0毫摩爾／升

損傷已經不可逆轉

空腹血糖、餐後2小時血糖高出正常血糖的上限（5.6毫摩爾／升、7.8毫摩爾／升）

血糖代謝異常

餐後2小時血糖高於11.1毫摩爾／升

臨床症狀明顯

動前要增加監測次數。

③ 2 型糖尿病且血糖控制比較穩定的患者。只要堅持治療，每週固定 1~2 天測血糖即可，當天測量次數自定。

④ 2 型糖尿病且血糖不穩定的患者需要每天都監測血糖，次數可諮詢主診醫生決定。

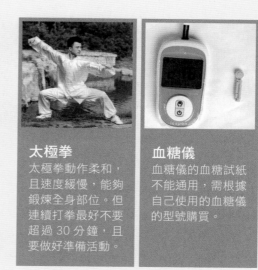

太極拳
太極拳動作柔和，且速度緩慢，能夠鍛煉全身部位。但連續打拳最好不要超過 30 分鐘，且要做好準備活動。

血糖儀
血糖儀的血糖試紙不能通用，需根據自己使用的血糖儀的型號購買。

快速測量血糖的方法

① 快速測血糖時要先洗手，用酒精消毒採血的手指。

② 手臂下垂 30 秒，使血液充分流到手指。

③ 將採血針頭裝入刺指筆，刺破手指尖取適量血。

④ 待血糖儀指示取血後，將血滴在血糖試紙指示孔上。

⑤ 把血糖試紙插入血糖儀；有的血糖儀需先將試紙插入血糖儀中，再將血滴在試紙上。

⑥ 幾秒或十幾秒鐘後，從血糖儀上讀出血糖值，在記錄本上記錄血糖值和檢測時間。

⑦ 採血量不足或過多，都會影響檢測結果。

糖尿病患者的飲食原則

對糖尿病患者來說，米飯不能吃飽，水果不能吃多，甜品不能碰，營養專家提出了「三宜三不宜」的健康食譜。

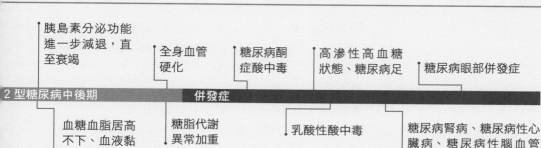

胰島素分泌功能進一步減退，直至衰竭

全身血管硬化

糖尿病酮症酸中毒

高滲性高血糖狀態、糖尿病足

糖尿病眼部併發症

2 型糖尿病中後期 ──── **併發症**

血糖血脂居高不下、血液黏稠度高

糖脂代謝異常加重

乳酸性酸中毒

糖尿病腎病、糖尿病性心臟病、糖尿病性腦血管病、糖尿病周圍神經病變

☑ 「三宜」：宜五穀雜糧，宜豆類及豆製品（但糖尿病併發腎病的患者不宜食用豆製品），宜苦瓜、洋葱、香菇、柚子、南瓜等能降低血糖的食物。

☒ 「三不宜」：不宜吃各種糖、蜜餞、水果罐頭、汽水、果汁、果醬、甜餅乾、甜麵包及糖製糕點包括無糖餅乾，不宜吃含高膽固醇的食物及動物脂肪，不宜飲酒。

糖尿病患者要堅持低糖飲食，如加糖的食物，像糖果、碳酸飲料、蜜餞、蜂蜜、加糖飲料，以及各種中西式的甜點不吃或少吃；若是嗜食甜食的人，則建議以阿斯巴甜代糖來調味。此外，澱粉類含量高的食物也要限量，如番薯、馬鈴薯、芋頭、粟米、饅頭，以及燒餅、燒賣、蘿蔔糕等；尤其各種年節食品，如糭子、月餅、元宵，糖尿病患者尤其不能食用。

在血糖控制良好的情況下，糖尿病患者可以吃些水果，以補充維他命。但不要飯後立即進食。應在飯後 2 小時食用水果。吃的時候將水果分餐，如一個蘋果分 2~4 次吃完。分餐次數越多，對血糖影響越小。

飲食一日三餐七成飽

糖尿病患者飲食要注意一日三餐七成飽，不能吃得太飽，不吃過甜的食物，不吃辛辣的食品，因為這些會加重糖尿病的病情。飲食方面要注意粗、細糧搭配

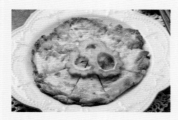

苦瓜煎蛋

苦瓜洗淨，挖去瓤，切碎；雞蛋打散。苦瓜略焯，過涼，放入雞蛋中，加鹽攪勻，油鍋燒熱，倒入雞蛋液，攤成蛋餅即可。

♥ 可在苦瓜中加鹽抓勻，醃製出水，去除苦味。

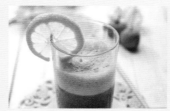

蘋果苦瓜汁

把苦瓜和蘋果洗淨。蘋果切塊，苦瓜去瓤也切成塊。放入攪拌機內，加入適量的涼開水。攪打 2~3 秒後倒出過濾。擠上幾滴檸檬汁即可。

♥ 嗜甜者可以加些阿斯巴甜代糖調味。

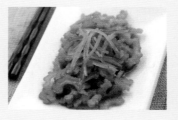

苦瓜甜椒

苦瓜去瓤，切片；甜椒去蒂去籽，切絲；熱油加薑碎、蒜碎煸香，放苦瓜片大火翻炒，調入生抽，加甜椒絲炒勻，加鹽調味即可。

♥ 大火快炒，才能保證苦瓜清脆的口感。

按摩氣海穴、血海穴：補虛健脾

氣海穴為人體元氣之海，主治虛脫，厥逆，腹痛，泄瀉等，是補虛的要穴；血海穴善治各種「血」證，能調經統血，健脾化瘀。

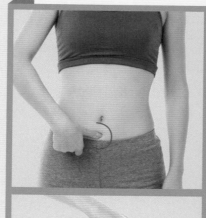

01 按揉氣海穴

定位：氣海穴在下腹部，臍中下 1.5 寸，前正中線上。

按摩手法：用拇指按摩 2 分鐘，有痠脹感為宜。

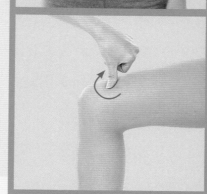

02 按揉血海穴

定位：血海穴在股前區，髕底內側端上 2 寸，股內側肌隆起處。

按摩手法：用拇指指腹均勻用力按壓 1 分鐘。

著吃。建議吃些南瓜、燕麥片等富含膳食纖維的食品。但要明確注意一點，不管這個東西有多好，有多麼適合糖尿病患者吃，都不要過量，七分飽即可。

糖尿病患者每週至少堅持 150 分鐘的運動

增加體力活動可改善機體對胰島素的敏感性，降低體重，減少身體脂肪含量，增強體力，提高工作能力和生活質量。尤其是肥胖型糖尿病患者，進行必要的運動，往往比單純控制飲食更能取得降糖效果。運動的強度和時間長短應根據患者的總體健康狀況來定，糖尿病患者每週至少堅持 150 分鐘的中等強度運動。糖尿病患者要根據自身情況，找到適合自己的運動量和感興趣的項目。

糖尿病患者宜選擇有氧運動，慢跑、快走最好，但運動形式也可以多樣，如健美操、跳舞、跑步、游泳等。老年糖尿病患者可做些力所能及的輕度運動，如打太極拳、做廣播操、散步等。

腦中風

注意預防再復發

每天注意自己的血壓

腦中風發生的最常見原因是腦部供血血管內壁上有小栓子，脫落後導致動脈栓塞，即缺血性中風。也可能由於腦血管或血栓出血造成，為出血性中風。高血壓是中國人群腦中風發病的最重要危險因素，尤其是清晨血壓異常升高。缺血性中風在清晨時段發生的風險是其他時段的 4 倍，清晨血壓每升高 10 毫米汞柱，腦中風發病危險就增加 44%。

血壓不是恆定的，受晝夜、天氣、環境、飲食等影響，在一天之中不停變化。要定時測量一天 24 小時的動態血壓值，發現異常及時就醫。

腦中風的二級預防

對腦中風的預防遵循二級預防的原則。

一級預防：即在腦中風尚未發生時，針對其易感和高危人群，包括肥胖者、飲酒過多者等，積極治療危險因素，同時定期監測其他危險因素的發生並採取非藥物或藥物干預措施，減少疾病發生。此外，還需要對糖尿病、高血壓和高脂血症採取藥物治療，減少心血管病危險並預防腦中風。

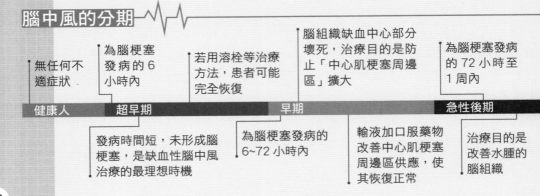

腦中風的分期

健康人	超早期		早期		急性後期

無任何不適症狀

為腦梗塞發病的 6 小時內

發病時間短，未形成腦梗塞，是缺血性腦中風治療的最理想時機

若用溶栓等治療方法，患者可能完全恢復

為腦梗塞發病的 6~72 小時內

腦組織缺血中心部分壞死，治療目的是防止「中心肌梗塞周邊區」擴大

輸液加口服藥物改善中心肌梗塞周邊區供應，使其恢復正常

為腦梗塞發病的 72 小時至 1 周內

治療目的是改善水腫的腦組織

二級預防：即針對已發生過一次或多次腦中風的患者，採用藥物或非藥物的措施以預防復發或病情加重。常用的 5 類降壓藥（鈣拮抗劑、利尿劑、β-受體阻滯劑、血管緊張素轉換酶抑制劑、血管緊張素 II 受體拮抗劑）均可用於腦中風二級預防；對已經患有糖尿病等其他疾病的人員開展心血管疾病二級預防。

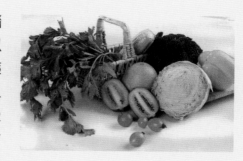

預防腦中風再復發

缺血性腦中風患者再發腦中風的比例比普通人高 9 倍。腦中風發生一年內，約有 15% 的患者會死亡或因再次腦中風、心臟病發作住院。再次腦中風的患者預後更差，70%~80% 的患者因再次腦中風導致嚴重致殘或死亡，腦中風患者的預期壽命比健康者減少 12 年。因此，對腦中風最好的治療就是二級預防，一旦發生中風，則需要終生接受二級預防，以防中風再復發。

預防併發症是關鍵

腦中風是中老年人常見病、多發病之一，而最終導致患者死亡的是腦中風的併發症，有 56%~96% 的腦中風恢復期患者在住院期間發生併發症。其併發症分為兩類：一類是內科系統併發症，主要是心、肺、腎等臟器功能障礙；另一類是神經系統併發症，主要表現為一側肢體癱瘓、吞咽困難或語言不清等。臨床中處理得當，臨床症狀可完全恢復；若不及時處理，可導致病情加重。

腦梗塞發病的一周後~6個月期間　　堅持口服用藥避免腦梗塞復發　　發病、治療6個月後時期　　防止腦梗塞復發

恢復期　　　　　　　　　　　　**後遺症期**

應儘量減少病殘，防治腦梗塞的危險因素　　有語言障礙、肢體障礙等　　病情穩定，病情改善緩慢，會失去部分生理功能　　服用活血化瘀、芳香開竅、降脂抗凝等長效中藥和鍛煉恢復後，可使病情進一步得到改善

腦中風的飲食原則

控制高血壓、高血糖、高血脂等危險因素是腦中風二級預防的關鍵。高血壓患者發生腦中風的機會比血壓正常者高 13~24 倍。高血壓早期患者全身細小動脈痙攣，天長日久後血管壁逐漸發生硬化而失去彈性。降血脂、血糖與抗高血壓治療具有類似的預防腦中風效果，同屬目前最為有效的腦中風預防手段。

改變不良生活方式有助於降低血壓、血糖、血脂水平，預防腦中風復發。健康的生活方式包括注意合理膳食，低鹽、低膽固醇飲食，多吃蔬菜、水果和魚類，並多吃富含碘的食物。戒煙限酒，保持正常體重，適量運動，保持心情開朗。健康的生活方式能使高血壓發病率減少 50%，腦中風發病率減少 75%。

腦中風患者飲食宜忌

腦中風患者要慎食高飽和脂肪酸、高熱量、高油脂、高鹽分的食物。平時的飲食宜清淡、營養豐富易消化，因為常進食油膩的高脂、高膽固醇食物，是導致、加重動脈粥樣硬化的重要因素，也是促使血栓形成，引起腦中風發作的重要原因。所以老年人，尤其是體胖的老年人，平時應進食低脂食物，特別是應限制動物脂肪，不吃動物內臟等。在恢復期間，烹飪時用植物油代替動物油，或選擇無油烹調。

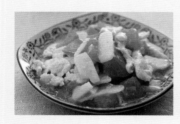

番茄雞片

番茄切塊；雞胸肉洗淨，切薄片，加調味品醃製 15 分鐘。油鍋燒熱，下雞片划散，放番茄炒出汁，加鹽炒熟。

♥ 也可加入青瓜，口感更清新。

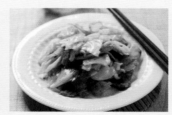

肉片炒椰菜

淨炒鍋置火上，放入植物油，熱後放入肉片煸炒斷生，加入大葱、薑絲、豉油、白糖、鹽炒勻，投入椰菜，用急火快速煸炒斷生即成。

♥ 儘量選擇瘦肉炒菜，不要選用五花肉或肥肉。

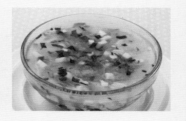

蔬菜豆腐湯

將 5 杯高湯、鹽混合後煮開。放入豆腐丁、圓白菜末和小油白菜末煮開即可盛出食用。

♥ 高湯最好自己熬製，能夠掌控鹽的用量。

按摩豐隆穴、合谷穴：改善頭痛、眩暈

豐隆穴具有調和胃氣、祛濕化痰、通經活絡、補益氣血、醒腦安神等功效。合谷穴長於清瀉陽明之鬱熱，疏解面齒之風邪，通調頭面之經絡。

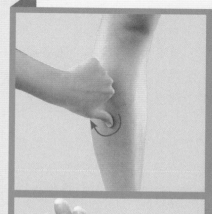

01 按揉豐隆穴

定位：豐隆穴在小腿外側，外踝尖上 8 寸，脛骨前肌的外緣。

按摩手法：用拇指按揉 5~10 分鐘，有痠脹、微痛覺為宜。

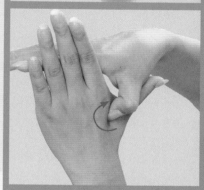

02 按揉合谷穴

定位：合谷穴在手背，第 1、第 2 掌骨之間，約平第 2 掌骨中點處。

按摩手法：用拇指指尖按揉 5~10 分鐘，有痠脹感為宜。

運動訓練有助於腦中風康復

運動療法著眼於肢體的運動功能障礙，通過抑制異常運動模式、調節肌張力、平衡及協調步態和各關節功能，來提高全身運動水平。

康復訓練分為早期、中期和後期康復訓練法。早期康復訓練法包括翻身練習、床邊被動運動、促進肌肉收縮、床邊抬高坐位訓練、臥坐訓練、坐位平衡和坐位操。中期康復訓練法包括仰臥位訓練、坐位訓練和站立位訓練。後期康復訓練法包括手指的精細動作加強訓練、側方行走訓練、改善步態訓練和步行訓練。

康復運動在腦中風得到治療後就可以進行。可以增加一些幫助患者適應生活的運動，如抓扶手、站立、行走等。患者要根據自己實際情況選擇訓練的方式，在運動療法中應注意採取相應措施，防止腦中風復發。

動脈粥樣硬化

控制血糖也是關鍵

糖尿病患者尤其要注意動脈硬化

糖尿病患者容易併發動脈硬化遍佈全身，包括腦部、心臟、腎臟、末梢血管，其發生的主要原因在於脂肪代謝的障礙。此外，糖尿病患者患高血壓的概率比一般人要高，這也是容易促成動脈硬化的原因。

高血壓及動脈硬化兩者間相互影響，高血壓容易促成動脈硬化，而動脈硬化也容易使血壓高，糖尿病患者較容易顯現高血壓，不論是出自血管硬化或單一發生的狀況，都容易加速血管硬化的進行。

這些症狀出現要小心

如果能早些認識動脈硬化的某些徵兆，加強自我防護和監測，就可大大延緩其發展的速度，並根據監測情況及時到醫院檢查治療。

① 神經衰弱：表現為頭痛、頭暈、頭部有緊箍和壓迫感，有耳鳴、嗜睡等症狀，記憶力減退，容易疲勞。
② 感情異常：腦動脈硬化早期易激動，缺乏自制力，隨著病情的加重會逐漸出現表情淡漠，對周圍事物缺乏興趣，對人缺乏熱情。容易激動，有時無故悲傷或嬉

動脈粥樣硬化的分期

健康人	無症狀期或稱隱匿期	缺血期
無任何不適症狀	但尚無器官或組織受累的臨床表現	
	包括從較早的病理變化開始，直到動脈粥樣硬化已經形成	由於血管狹窄而產生器官缺血的症狀

... 笑、焦慮、緊張、多疑、恐懼。對工作有時消極怠工，有時歡快積極。

③ 判斷能力低下：常表現為不能持久地集中注意力，想像力降低，處理問題不果斷，往往要靠別人協助處理，對突然出現的生活瑣事表現驚慌和憂慮。

④ 植物神經功能障礙：表現為皮膚劃紅症（皮膚被抓劃後可發紅並隆起），手腳發冷，全身及局部發汗，頭髮早白、早禿。

⑤ 行動異常：腦動脈硬化中後期可出現走路及轉身不穩，表現為步態僵硬、緩慢或行走不穩。

⑥ 癲癇痙攣發作：局限性癲癇是腦動脈硬化後期的常見症狀，主要表現為身體某部位發生陣發性、痙攣性抽搐。有的患者可出現不自主的運動。嚴重者可因腦動脈硬化出血、血栓形成而出現昏迷癱瘓等。

動脈粥樣硬化的預防

一級預防：提倡飲食清淡；不吸煙，不飲酒；保持樂觀愉快的心情；40 歲及以上人群至少每年體檢一次；兒童期也不宜進食高膽固醇、高動物性脂肪食物，防止發胖。

二級預防：積極治療與本病有關的疾病，如高血壓、肥胖症、高脂血症、痛風、糖尿病、肝病、腎病綜合症和有關的內分泌疾病等。終生服用阿司匹林抗栓，長期或者終生使用他汀類調脂藥物，積極使用血管緊張素轉換酶抑制劑。

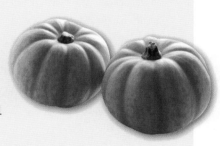

長期缺血　　器官組織纖維化萎縮而引起症狀

壞死期　　　　　　纖維化

由於血管內血栓形成或官腔閉塞而產生器官組織壞死的症狀

包括：①斑塊內出血；②斑塊破裂；③血栓形成；④鈣化；⑤動脈瘤形成；⑥血管腔狹窄

從現在開始戒煙

吸煙者血液中碳氧血紅蛋白濃度可達 10%~20%，動脈壁內氧合不足，內膜下層脂肪酸合成增多，前列環素釋放減少，血小板易在動脈壁黏附聚集。此外，吸煙還可使血中高密度脂蛋白的原蛋白量降低，血清膽固醇含量增高，以致易患動脈粥樣硬化。而且，吸煙時煙霧中所含尼古丁可直接作用於心臟和冠狀動脈，引起動脈痙攣和心肌受損。吸煙對動脈粥樣硬化影響不容忽視，提倡不吸煙。

動脈粥樣硬化的飲食原則

動脈粥樣硬化患者飲食攝入的總熱量不應過高，要防止超重，應避免進食過多的動物性脂肪和富含膽固醇的食物，如肥肉、奶油、肝、腦、腎等內臟和骨髓、魚子、蛋黃、椰子油等。

超重者應減少每日攝入的總熱量，並限制糖類食物。飲食宜清淡，多進食富含維他命的蔬菜、水果和富含蛋白質的食物，如瘦肉、豆類及其製品等，多吃蠶豆、豌豆、紅蘿蔔、綠葉蔬菜和桃子、梨、蘋果等新鮮水果。儘可能以豆油、菜油、麻油或粟米油作為食用油。

吃飯要定時，不要吃零食，如果非吃不可的話，可吃些蘋果、生紅蘿蔔、青瓜或其他脂肪含量少的食品。平時可以選擇攝入富含膳食纖維的蔬菜。

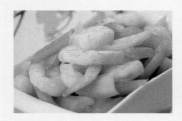 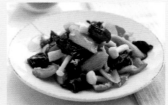 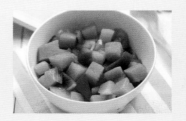

蝦仁燒芹菜

蝦仁洗淨，去除蝦腸。油鍋燒熱，爆香薑、大蒜、花椒，下蝦仁，炒至變色，加料酒、白糖，略翻炒後下芹菜，炒熟後放鹽。

♥ 可以加青瓜、紅蘿蔔一起炒，味道更鮮美。

絲瓜木耳海鮮菇

絲瓜去皮後和彩椒分別洗淨，切塊；木耳泡發，撕小朵；海鮮菇洗淨。油鍋燒熱，爆香蒜片，下海鮮菇、木耳、彩椒和絲瓜，炒熟後加鹽。

♥ 體質虛寒、容易腹瀉的人不宜多吃絲瓜。

馬鈴薯燉南瓜

馬鈴薯、南瓜去皮，去瓤，洗淨切塊；青椒洗淨切塊；油鍋燒熱，爆香葱花，下馬鈴薯塊、青椒、南瓜塊翻炒，加白糖、生抽、鹽翻炒，加水燉熟。

♥ 將南瓜和馬鈴薯燉至綿軟，適合老年人食用。

按摩太溪穴、太沖穴：清肝火補腎氣

太溪穴有滋陰益腎，壯陽強腰的功效。太沖穴為人體足厥陰肝經上的重要穴道之一，有平肝泄熱，舒肝養血，清利下焦的功效。

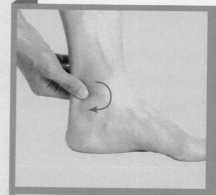

01 按揉太溪穴

定位：太溪穴在足內側，內踝後與腳跟骨筋腱間凹陷處。

按摩方法：用拇指按揉太溪穴 1 分鐘。

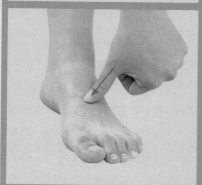

02 推按太沖穴

定位：太沖穴在足背，第1、第 2 蹠骨間，蹠骨底結合部前方凹陷中，觸及動脈搏動處。

按摩方法：從腳趾向腳跟用拇指指腹推壓，每次 1 分鐘。

堅持適量的體力活動

動脈粥樣硬化患者可以適當運動，適當運動能減少脂類在血管內沉積，但不宜過度運動，易增加心臟負擔。體育活動量需根據原本身體情況而定，要循序漸進，不宜勉強做劇烈運動。老年人可進行慢走運動，每天 2~4 千米即可，也可選擇做保健體操和打太極拳等。

運動應堅持「三有」和「三不」原則。「三有」是：有恆、有序、有度。有恆指運動要持之以恆；有序指運動要循序漸進；有度是指運動不要過度，以不引起症狀為度。「三不」是：不攀比、不爭強、不超量。要避免劇烈運動，以免發生危險，出現不適時要及時就醫。

冠心病二級預防

冠心病預防包括一級預防（對未發生冠心病疾病的危險人群而言）、二級預防（對冠心病早期的患者而言）和三級預防（預防冠心病的惡化及併發症的發生）。

冠心病二級預防，是指對已經發生了冠心病的患者早發現、早診斷、早治療，目的是改善症狀，防止病情進展，改善預後，防止冠心病復發。冠心病二級預防的主要措施有兩個，一個是尋找和控制危險因素，另一個是可靠持續的藥物治療。

二級預防提倡「雙有效」，即有效藥物、有效劑量。吃吃停停，停停吃吃，是冠心病二級預防的禁忌，不但效果不好，而且更危險。

冠心病二級預防具體方法有：

① 長期服用阿司匹林和血管緊張素轉換酶抑制劑。
② 應用 β - 腎上腺素能受體阻滯劑和控制血壓。
③ 降低膽固醇和戒煙。
④ 控制飲食和治療糖尿病。
⑤ 教育和體育鍛煉。

冠心病的藥物治療

治療心絞痛有肯定療效的藥物共分四大類。

第一類叫作硝酸鹽類，其中包括速效的硝酸甘油，即「三硝」；作用持續時間較長的消心痛（異山梨酯），即「二硝」。前者用於心絞痛突然發作。方法是將 1 片「三硝」放在舌下含化，一般 1~2 分鐘即可使心絞痛緩解；後者每

次口服 2 片，每日 3~4 次，可持續預防心絞痛。硝酸甘油等藥物也是急救藥物，出現心絞痛、頭暈、噁心等症狀應立即含服。

第二類藥是鈣離子拮抗劑，常用的藥物有異搏定（維拉帕米）、心痛定（硝苯地平）、硫氮酮。心痛定還具有降低血壓的作用，適用於高血壓合併有心絞痛的患者，每日用藥 3~4 次，每次 10 毫克。

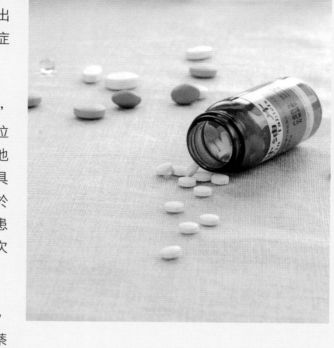

第三類是 β-受體阻斷劑，常用的藥物有心得安（普萘洛爾）、氨醯心安（阿替洛爾）等。它們除減少心肌耗氧量外，還有明顯的減慢心率的作用。

第四類藥為中草藥。中醫認為心絞痛為血瘀、痰阻、陽虛等，所以治則為活血化瘀、宣陽通痺、開胸祛痰，常用的中成藥有冠心蘇合丸、速效救心丸、活血片、複方丹參片、三七片、蘇冰滴丸、山海丹等。

這類群體要小心

目前公認冠心病危險因素包括 40 歲以上的中老年人、有過早患冠心病的家族史、吸煙（現吸煙多於 10 支／日）、高血壓、高脂血症、重度肥胖（超重多於 30％）、有明確的腦血管或周圍血管阻塞的既往史。其中，高血壓、高膽固醇及吸煙被認為是冠心病最主要的 3 個危險因素。患有高血壓、糖尿病等疾病，以及過度肥胖、有不良生活習慣等人群要特別注意。

適時午睡

正確的午睡不但可以提高工作效率，還能預防冠心病。每天午睡 30 分鐘，可使體內激素分泌更趨平衡，使冠心病發病率減少 30%。晚上睡眠不足的人，午睡的適當補充將有益於預防冠心病。但午睡時間不宜過長，老年人每天午睡 15~30 分鐘即可。

冠心病患者若病情嚴重，已出現平臥位氣促等心力衰竭的症狀，應右側高枕臥位，這樣心臟負擔最輕，有利於呼吸與循環功能的順暢，減少心絞痛的發生。

冠心病的飲食原則

冠心病飲食宜清淡、低鹽。對有高血壓病的患者更重要，鹽的攝入量每天控制在 5 克以下。要注意合理的膳食，少吃含膽固醇的食物。每天進食過多富含膽固醇的食物是促發冠心病的危險因素。因此，患心肌梗塞病的患者應當遠離高膽固醇食物，提倡清淡飲食，多吃蔬菜和水果，少吃肉和蛋。

多吃清淡食物，適量食用植物油。可喝一些菊花茶或雙參茶，清熱降脂。但要注意，冠心病患者最好不要喝濃茶；因為濃茶中含有較多的咖啡因，可能導致心率加快，耗氧量增加，或是血壓升高，給患者帶來危險。此外，肥胖症會增加冠心病的死亡指數，有肥胖症的患者一定要注意飲食，減輕體重。

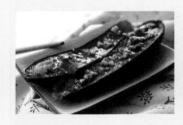

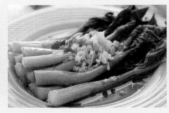

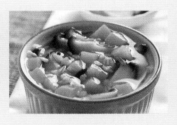

蒜茄子

鹽、白糖、生抽和適量水調成汁，淋在茄子條上，入蒸鍋蒸熟。鍋中放油燒熱，炒香蒜蓉，趁熱倒在茄子上即可。

💜 茄子含有維他命 C 和皂草苷，能降低膽固醇。

蠔油菜心

菜心焯熟；將菜心擺入盤中；蒜蓉放油鍋爆香後，倒入生抽、蠔油、白糖、高湯煮開，淋在菜心上即可。

💜 高湯含鹽量較高，要少放，儘量選擇素高湯。

蘑菇紅蘿蔔燕麥湯

蘑菇切片，紅蘿蔔切丁，燕麥洗淨；水燒開，將蘑菇和紅蘿蔔丁倒入水中，大火燒開後轉中火燉 20 分鐘，放燕麥，加鹽，燉 15 分鐘。

💜 也可用即食燕麥片，其他食材燉熟後加入即可。

按摩心俞穴、內關穴：養心安神

心俞穴可寬胸理氣，通絡安神，現代常用於治療冠心病、心絞痛、風濕性心臟病等。內關穴可寧心安神，和胃降逆，理氣止痛。二者共用，可養心安神。

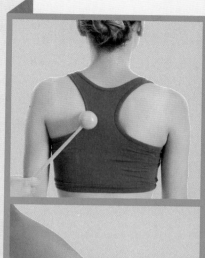

01 叩心俞穴

定位：心俞穴在脊柱區，第5胸椎棘突下，後正中線旁開1.5寸。

按摩手法：健康槌叩心俞穴2分鐘，有痠脹感為宜。

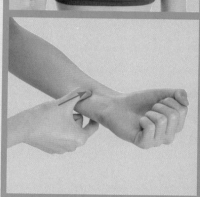

02 掐按內關穴

定位：內關穴在前臂掌側、腕橫紋上2寸，掌長肌腱與橈側腕屈肌腱之間。

按摩手法：拇指指尖掐按2~3分鐘，有痠脹感為宜。每天2次。

規律運動有利於減少冠心病的發生

運動過少的生活方式是冠心病的重要危險因素，規律地鍛煉有助於保持體重，減少高脂血症、高血壓和冠心病的發生。

在冠心病發作期以臥床休息為主，不宜活動。平時，要根據病情適當運動，以不感勞累為度，有利於冠狀動脈側支循環的建立。可以選擇太極拳、八段錦、五禽戲、木蘭劍、毽子、跳繩以及散步等運動。可以根據自身具體情況選擇，但要注意不要在饑餓、勞累時進行。冠心病患者在血壓和脈搏正常時才可以進行運動，時間最好選在早上7~9點，不宜長跑，以免發生意外。

運動固然對冠心病患者有好處，但運動不當，給冠心病患者帶來的危害也屢見不鮮。因此，冠心病患者在參加體育運動時，必須注意要循序漸進，持之以恆，平時不運動者，不要突然從事劇烈的運動。運動後要避免吸煙，以免損傷心臟。

發作時要立刻休息

大喜大悲是誘發因素之一

勞累、情緒激動、跑步、寒風中快速走、騎自行車、提重物、爬樓梯等，都是心絞痛的常見誘因，情緒激動會導致心率增快，進而誘發心絞痛。有心絞痛症狀的患者要注意自己的情緒，不要大喜大悲。切不要為一點小事而大動肝火，要保持良好的心情和心態。壓力過大也是心絞痛發作的原因之一，要學會舒緩壓力，保持良好的情緒。

胸痛不一定是心絞痛

胸痛既可能來源於心臟，也可能是由其他組織的病變引起的。因為現在心血管疾病的高發，很多人有點胸痛樣的感覺就懷疑是心絞痛，這是不正確的認識。不僅心絞痛可能引起胸痛，胸部的臟器以及上腹部的消化器官病變都可以引起胸痛。引起胸痛的原因複雜多樣，如果發生類似於心絞痛發作的胸痛，建議早去醫院做具體檢查。

心絞痛不一定位於心前區

當心肌發生缺血缺氧時，局部產生的代謝致痛物質刺激交感神經末梢等感受器，引發痛覺的神經衝動，通過第 1~4 胸交感神經節傳導到相應的脊髓節段，經傳入神經傳至大腦皮層而產生疼痛。因內臟產生的痛覺常反映在脊髓相應

心絞痛的分級

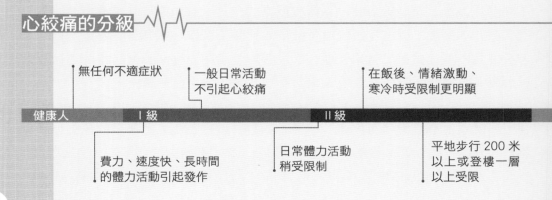

無任何不適症狀

一般日常活動不引起心絞痛

在飯後、情緒激動、寒冷時受限制更明顯

健康人	I 級	II 級

費力、速度快、長時間的體力活動引起發作

日常體力活動稍受限制

平地步行 200 米以上或登樓一層以上受限

節段的脊神經所分佈的皮膚區域，所以在心絞痛時反映出來的常是胸前區疼痛，主要位於胸骨後或心前區，並向左肩及左前臂放射。

典型心絞痛的發作一般位於胸骨中上段之後，也可位於左側心前區，範圍約有手掌大小，往往沒有明確的界限。認定心絞痛只會發生在心臟所在的部位，那就大錯特錯了。心絞痛發作時，可以通過身體的內臟神經系統放射到其他部位。疼痛或不適感常位於胸骨或其鄰近，也可發生在上腹至咽部之間的任何水平處，但極少在咽部以上。有時可位於左肩或左臂，偶爾也可伴於右臂、下頜、下頸椎、上胸椎、左肩胛骨間或肩胛骨上區，然而位於左腋下或左胸下者很少。

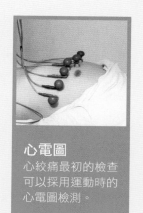

心電圖
心絞痛最初的檢查可以採用運動時的心電圖檢測。

心絞痛發作時怎麼辦

心絞痛發作時要立刻停止所有活動，一般休息後症狀即可緩解。緩解期一般不需臥床休息，宜儘量避免各種確定會誘致發作的因素，如過度勞累、情緒激動、吸煙、飲酒等。調節飲食，特別是一次進食不應過飽；禁煙酒。調整日常生活與工作量；減輕精神負擔；保持適當的體力活動，但以不致發生疼痛症狀為度；不穩定型心絞痛（血液凝塊部分或者全部阻塞了冠狀動脈而導致的心絞痛）患者，應臥床休息，並密切觀察。較重的發作，可使用作用快的硝酸酯製劑。

日常體力活動
明顯受限制

輕微活動即可
引起心絞痛

Ⅲ級　　　　　　　　Ⅳ級

以一般速度在一般條件下平
地步行 200 米內或上一層
樓即可引起心絞痛發作

甚至休息時
也可發作

藥物輔助治療很重要

藥物的輔助治療不可以忽視，如果有心絞痛症狀，可以在醫生指導下服用理氣活血藥物；像理氣活血滴丸，含有苗藥大果木薑子，可以在心絞痛發作時緩解症狀，還可以溫陽寬胸，理氣活血，對胃部沒有刺激，胃部不適的人群可以放心服用，可作為心絞痛患者的常備藥物。也可在日常使用一些具有活血化瘀、宣陽通痺的中草藥。

心絞痛的飲食原則

心絞痛患者要堅持低鹽、低脂飲食，每天鹽的攝入量控制在 6 克以下。控制脂肪的攝入。高脂飲食會增加血液的黏稠度，使血脂增高。高脂血症是心絞痛的重要誘發原因之一。油類也是形成脂肪的重要物質，儘量選擇含不飽和脂肪酸的植物油代替動物油，每日的總用油量應限制在 5~8 茶匙。動物內臟含有大量的膽固醇，要避免食用。

宜多吃富含維他命和膳食纖維的食物，如新鮮蔬菜、水果和粗糧等。多吃海魚和大豆有益於冠心病的防治；大蒜、洋葱、山楂、木耳、豆芽、鯉魚等食物，有利於降血糖和改善冠心病症狀。

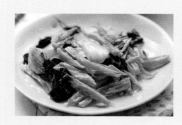

腐竹炒油白菜

爆香葱碎，下入泡軟的腐竹煸炒片刻。倒入高湯，蓋過腐竹面煮 2 分鐘，下油白菜大火翻炒勻，加鹽炒勻即可。

❤ 常吃腐竹有助於保護心臟，降低血液中的膽固醇。

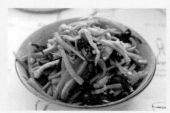

小炒木耳絲

炒鍋燒熱下油，紅油七成熱時依次下瘦肉絲、紅蘿蔔絲、木耳絲翻炒 1 分鐘左右。撒入鹽調味，淋入一點醋拌勻，撒入葱段拌勻。

❤ 木耳中的多糖體有助於疏通血管，清除血管中膽固醇。

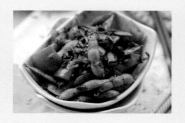

肉末毛豆

青椒切塊；肉末用料酒、澱粉醃 5 分鐘；毛豆焯熟。油鍋燒熱，下肉末炒散。放入毛豆、青椒塊，淋一些高湯，加鹽後起鍋即可。

❤ 毛豆也可去殼後再炒食。

按摩膻中穴、至陽穴：
減輕胸痛

膻中穴可理氣止痛，生津增液，主治胸悶、氣短、咳嗽。至陽穴可利膽退黃，寬胸利膈，主治胃痛、胸脅脹痛。配合使用，可減輕疼痛，對心絞痛患者有利。

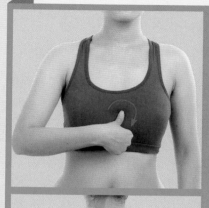

01 按揉膻中穴

定位：膻中穴在胸部，橫平第 4 肋間隙，前正中線上。

按摩手法：用拇指端按揉 50~100 次。

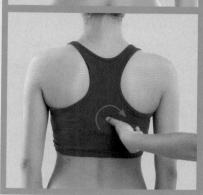

02 按揉至陽穴

定位：至陽穴在脊柱區，第 7 胸椎棘突下凹陷中，後正中線上。

按摩手法：用按摩槌敲打刺激至陽穴，每次 3~5 分鐘。也可用拇指按揉 50~100 次。

避免劇烈運動

無論是穩定性心絞痛，還是不穩定性心絞痛，都應在醫生指導下再進行運動。

在劇烈體力活動時，冠狀動脈適當地擴張，血流量可增加到休息時的 6~7 倍。缺氧時，冠狀動脈也擴張，也使血流量增加 4~5 倍。患者在心肌供血量雖未減少的情況下，可能出現因紅血球減少，血液攜氧量不足而引起心絞痛。

心絞痛患者的運動量要根據自身的具體病情，進行力所能及、適量的運動，切忌進行強度較大的運動，應以有氧運動訓練為主。有氧運動的方法甚多，包括散步、健身跑、騎自行車、游泳、划船、郊遊、登山、登樓、各種中慢速舞蹈以及各種娛樂體育運動。跑步過程有輕度呼吸加快，但不影響說話，運動後無持續疲勞感覺即為合適的運動。

心肌梗塞的早期症狀

急性心肌梗塞發病先兆有胸骨後或心前區疼痛、上腹部疼痛等。

年老患者突發休克、嚴重心律失常、心力衰竭、上腹脹痛或嘔吐等表現而無原因者，或原有高血壓而血壓突然降低且無原因者，手術後發生休克但排除出血等原因者，都應想到心肌梗塞的可能。

青年心肌梗塞因多發生猝死，生前並未得以診斷，死後經屍檢證實為心肌梗塞，所以青年心肌梗塞常易漏診或誤診。因此，應引起注意，心肌梗塞不只是老年人才會患的疾病。青年心肌梗塞患者多在 31~40 歲首次發病，急性期及遠期致死率較低，出院後病情穩定，勞動力可以恢復，近期及遠期預後均較好。對無典型心絞痛或冠狀動脈硬化病史的青年人，一旦出現典型的缺血性胸痛，應高度警惕有發生急性心肌梗塞的可能。

心肌梗塞發作的應急措施

如果出現心肌梗塞的先兆症狀，千萬不要驚慌，首先患者應立刻臥床，保持安靜，避免精神過度緊張，舌下含服硝

心肌梗塞的分期

無任何不適症狀

48 小時後 ST 逐漸下降，
T 波開始倒置

健康人	超急性期	急性期

疼痛開始後 6~12 小時
T 波高聳，T 點上移

出現病理性 Q 波，
ST 抬高，形似單
相曲線

2~4 周內 ST 恢復到等
電位線，T 波倒置最深，
形成冠狀 T 波

酸甘油（硝酸甘油的一般用量為每次 0.5 毫克，舌下含化），但在低血壓、低血容量或心動過速時慎用。

心肌梗塞發生時，要持續呼叫患者的名字，讓他保持清醒，絕對不可以昏迷過去；身邊最好準備一小瓶沉麻油，此時先將幾滴沉麻油滴到患者的舌頭上；用手指壓患者人中，壓到患者眉頭皺起來；握空拳，反復滾壓患者胸口從膻中到華蓋區域，刺激心臟肌肉，以右手握空拳，左手疊合其上，用身體的力量從右到左滾壓患者胸腔；壓、滾時提醒患者吸氣，手放開時吐氣。持續這樣做，直到患者兩肩會動，臉色轉好。

心肌梗塞患者家庭防治要點

在家進行自我康復治療的原則是做到「三要」和「三不要」。「三要」是：一要按時服藥，定期覆診；二要保持大便通暢；三要堅持體育鍛煉。「三不要」是：一不要情緒激動；二不要過度勞累；三不要抽煙、飲酒和吃過飽。

心肌梗塞患者做不能勝任的體力勞動，會使心臟的負擔加重，心肌需氧量增加，而冠心病患者的冠狀動脈已發生硬化、狹窄，不能充分擴張而造成心肌短時間內缺血。缺血缺氧會引起動脈痙攣，加重心肌缺氧，嚴重時導致急性心肌梗塞。

堅持合理適當的體育鍛煉是康復治療的主要措施。因為心肌梗塞後，兩個月至半年，心肌壞死早已癒合，此時促進體力恢復，增加心肌側支血液循環，改善心肌功能，減少復發及危險因素，是康復治療的目的。

5~6 周後 T 波逐漸變淺，
形成低平或直立 T 波

心電圖不再演變，
保留 Q 波

喪失陳舊性梗死的痕跡

| T 波演變期 | 陳舊性心肌梗塞 |

歷時數月

部分病例歷時 1 年以後
V1~3 導聯、II、III、
aVF 導聯 Q 波可消失

患者的日常護理

心肌梗塞患者注意多攝入膳食纖維含量高的蔬菜和水果,嚴重時可用通便藥物。便秘是急性心肌梗塞患者的大忌,一定要保證大便時不費力,特別強調急性心肌梗塞患者,大便時一定要請護理人員幫助。

警惕心肌梗塞前的症狀,如出現的反射性牙痛,也有的患者心肌梗塞發作時先發生胃痛。遇到這種情況,務必提高警惕。凡有冠心病病史的患者均不可忽視,應儘早就醫診治。

心肌梗塞的飲食原則

心肌梗塞患者要合理安排膳食,以降低總脂肪、飽和脂肪酸和膽固醇的攝入,體重超重者要限制總熱量。要補充維他命 C 和微量元素,以加強血管的彈性、韌性,防止出血。微量元素碘可減少膽固醇脂和鈣鹽在血管壁的沉積,阻礙動脈粥樣硬化病變的形成;鎂可提高心肌興奮性,有利於抑制心律失常。

宜進食粗糧及含膳食纖維的食物,防止大便秘結對心臟產生不良影響。應控制熱能食物的攝入,以免超重。避免食用過多的動物脂肪及含膽固醇較高的動物內臟。控制鹽的攝入,鹹菜、豆醬、香腸,醃肉等最好不吃或少吃。忌煙酒及刺激性食物。

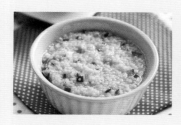

棗泥小米粥

小米放入鍋中,加入約 8 倍的水開始熬粥。紅棗入鍋蒸熟,去核,用勺子碾壓成泥,將棗泥放入小米粥中拌勻即可食用。

💙 紅棗含糖量豐富,糖尿病患者不宜食用。

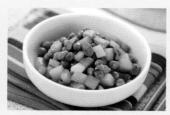

豌豆炒牛肉粒

牛肉粒用調味料醃 10 分鐘;青瓜切丁;豌豆炒熟盛出。趁油未熱放入牛肉大火翻炒,下蒜片,加入豌豆、青瓜丁翻炒,放鹽起鍋。

💙 也可將青瓜換成蘑菇。

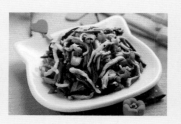

通菜炒肉絲

裡脊肉(柳脢)絲用料酒、生抽和生粉拌勻醃製 5 分鐘。薑絲、蒜片爆香;下肉絲炒變色。下通菜炒熟,放鹽即可。

💙 可以放入彩椒塊一起炒食,味道清甜。

按摩大陵穴、血海穴：調經統血，寧心安神

大陵穴具有寧心安神，和營通絡，寬胸和胃的功效，可用於治療心肌炎、神經衰弱等病症。血海穴是生血和活血化瘀的要穴，可調經統血。

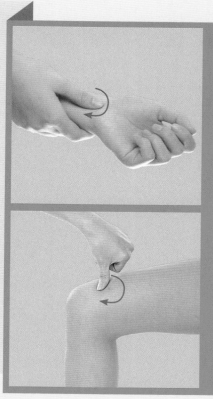

01 按揉大陵穴

定位：大陵穴在腕前區，腕掌側遠端橫紋中，掌長肌腱與橈側腕屈肌腱之間。

按摩方法：用拇指按揉大陵穴 20~30 次。

02 按揉血海穴

定位：血海穴在股前區，髕底內側端上 2 寸，股內側肌隆起處。

按摩方法：以拇指指腹按揉血海穴 3~5 分鐘，每天 3 次。

適度鍛煉以增強體質

心肌梗塞患者是心血管病的極高危患者，患者進行運動康復一定要在專業的醫生指導下進行分步驟的、個體化的康復運動，不可貿然進行強度大、時間過長的運動。急性心肌梗塞多發於上午 6~12 點，所以最好選擇下午或傍晚運動。

運動方式應根據患者病情的輕重、體質的不同以及年齡的大小，在專業醫生的指導下進行一些適當的體力活動和鍛煉。可採取步行、體操、太極拳等舒緩性的鍛煉方法以達到增強體質的目的。

一般來說，要達到鍛煉的目的，每週至少要有三次認真的體育鍛煉，每次不少於 20 分鐘，但也不宜超過 50 分鐘。開始時要先活動一下身體，如舉臂、伸腿等。鍛煉結束時要做一些放鬆活動，不應立即停止活動，更不應鍛煉後馬上上床休息，否則容易引起頭暈，對心臟不利。運動鍛煉不要過度，過度會導致血壓急劇上升，使左心室過度疲勞，促使發生心力衰竭。

病情改善後再運動吧

保持良好的情緒

慢性心力衰竭患者需常年臥床，易產生累贅感，懷疑自己的價值，對生活喪失信心。因此，家屬應多關心體貼和開導，生活上給予必要的幫助，使患者保持良好的情緒。患者自己也應保持平和的心態，各種活動要量力而行，既不逞強，也不過分依賴別人。對自己的疾病不能忽視，也不要過分關注，因為過分緊張往往更易誘發急性心力衰竭。

充足睡眠和休息

輕度心力衰竭患者，可僅限制其體力活動，以保證有充足的睡眠和休息。較嚴重的心力衰竭者應臥床休息，包括適當的腦力休息。當心功能改善後，應鼓勵患者根據個體情況儘早逐漸恢復體力活動。可以做散步、打太極拳等活動，但要掌握活動量，當出現脈搏大於 110 次 / 分鐘，或比休息時加快 20 次 / 分鐘，有心慌、氣急、心絞痛發作或異搏感時，應停止活動並休息。

可適當使用利尿劑

利尿劑的使用，可使體內滯留過多的液體排出，減輕全身各組織和器官的水腫，使過多的血容量減少，減輕心臟的前負荷。常用的利尿劑有噻嗪類、髓袢利尿劑、保鉀利尿劑和滲透利尿劑。

心力衰竭的分期

無任何不適症狀		日常活動量不受限制		休息時無自覺症狀		體力活動明顯受限
健康人	I 期			II 期		
	一般活動不引起疲乏、心悸、呼吸困難或心絞痛		體力活動輕度受限		平時一般活動可出現上述症狀，休息後很快緩解	休息時無症狀

利尿劑的選擇應根據病情而定，輕度心力衰竭可選用噻嗪類利尿劑，同時補鉀；中度心力衰竭可首選噻嗪類加潴鉀利尿劑，如無效再選用袢利尿劑；重度心力衰竭則應首選袢利尿劑加滯鉀利尿劑，療效不滿意者可加腎上腺皮質激素。

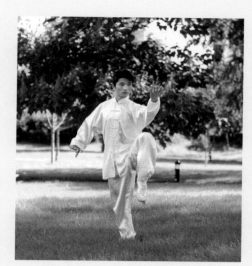

利尿劑的使用，會產生一定的副作用，常見的不良反應有低血鉀、高尿酸血症，要及時處理電解質紊亂如低鈉血症，低鉀血症等，應該注意複查血鉀，痛風患者禁用。

預防併發感染

心力衰竭常併發其他器官、系統的疾病。誘發老年人心力衰竭的因素很多，但主要的誘因是肺部感染，而老年人又是肺部感染的易感人群。老年心力衰竭伴肺部感染的治療也逐漸受到廣大醫護人員的高度重視。

感染是誘發心力衰竭的常見原因，特別是慢性心功能不全患者。慢性心力衰竭患者無論何種感染，均需早期用足量抗生素。有些體弱患者感染時症狀不典型，體溫不一定很高，僅表現為食慾不佳、倦怠等，應密切觀察，預防心力衰竭發生。特別是呼吸道感染，心內感染，全身感染等。

低於平時一般活動量
時即可引起上述症狀

不能從事任
何體力活動

體力活動後加重

III期　　　　　　　IV期

休息較長時間後症狀
方可緩解

休息時亦有心力衰竭
的症狀

心力衰竭的飲食原則

限制鈉鹽和水的攝入。過量鈉鹽的攝入導致水鈉瀦留，減少鈉鹽的攝入，可減少體內水瀦留。在堅持低鈉飲食時，可不必控制水的攝入量，攝入液體反可促進排尿而使皮下水腫減輕。但水攝入量超過 3000 毫升時，會造成水和鈉的瀦留，因此患者液體攝入量一般限為每日 1000~1500 毫升，可根據病情及個人的習慣而有所不同。

肥胖會加重心臟本身的負擔，減少熱量的攝入，採用低熱能飲食，以使患者的淨體重維持在正常或略低於正常的水平。而且，低熱量飲食將減少心臟的氧消耗，從而也減輕心臟的工作負荷。

在日常生活中，除了烹調用鹽，其他調味料中也含有鹽，如豉油、黃豆醬等。如果菜餚需要，應按比例減少烹調中的用鹽量。要注意食物中不知不覺被攝入體內的鹽。

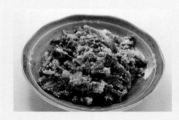

蒸茼蒿（皇帝菜）

將麵粉和粟米麵 1:1 攪勻。將其與茼蒿用手抓勻。大火蒸 5 分鐘。蠔油、豉油、醋、麻油、白糖、蒜末加鹽，攪勻澆上。

♥ 注意蠔油、豉油和鹽的使用量，也可不放蠔油和豉油。

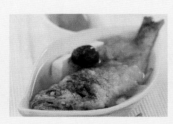

豆腐鮮蒸海魚

用料酒、胡椒粉、適量鹽醃魚 10 分鐘，撒上澱粉；將魚放在豆腐片上，加紅棗。淋蒸魚豉油蒸熟，出鍋後撒上芫茜末即可。

♥ 淋上適量蒸魚豉油即可。

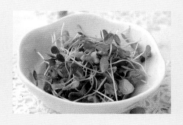

清爽香椿苗

檸檬榨汁後加入白糖和鹽，攪拌至融化；把檸檬汁、蒜末倒在香椿苗上，淋上麻油，拌勻。

♥ 也可將香椿苗換成蘿蔔葉。

按摩內關穴、三陰交穴：寧心安神、健脾和胃

內關穴能寧心安神、理氣止痛，可用於治療心痛、心悸、胸悶、胸痛。三陰交穴能健脾和胃，調補肝腎，行氣活血。二者配合可緩解呼吸困難。

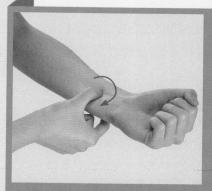

01 按揉內關穴

定位：內關穴在前臂前區，腕掌側遠端橫紋上 2 寸，掌長肌腱與橈側腕屈肌腱之間。

按摩手法：用拇指指腹按揉內關穴 20~30 次。

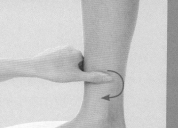

02 按揉三陰交穴

定位：三陰交穴在小腿內側，內踝尖上 3 寸，脛骨內側緣後際。

按摩手法：用拇指指腹按摩三陰交穴 2 分鐘。

心力衰竭病情改善後可適當做些康復運動

心力衰竭患者通常有呼吸困難和運動耐量下降現象，傳統認為休息是最佳的治療方法，應避免參加運動。心力衰竭患者確實要多休息，以減輕心臟負擔，但並不是完全不能運動。有研究表明，適量運動能改善心力衰竭患者的症狀，而且能降低發病率和死亡率，同時提高生活質量。

運動要待病情有所改善後再進行，不可操之過急，要選擇散步、太極拳、瑜伽等有氧運動。可選擇彈性鍛煉和阻力鍛煉，彈性鍛煉適當選擇一些伸展運動，要注意調整某個關節或某系列關節的運動範圍。阻力鍛煉指過程中重複應用低中度阻力而進行的運動，包括力量和舉啞鈴鍛煉等。

心力衰竭患者在進行康復運動前，應先進行運動試驗或者心肺運動評估。避免在炎熱或潮濕的環境中做運動。根據身體情況，由慢到快，時間由短到長，逐漸增加運動時間。

老是記不住事兒要小心了

認知障礙症（又稱「腦退化症」）常發生於 50 歲以後，與年齡相關的智能損害多在 65 歲後加快。

認知障礙症處於輕度期時，常表現為記憶減退，對近事遺忘突出；判斷能力下降，不能對事件進行分析、思考、判斷，難以處理複雜的問題；工作或家務勞動漫不經心，不能獨立進行購物、處理經濟事務，社交困難等。

患者儘管仍能做些已熟悉的日常工作，但對新的事物卻表現出茫然難解，情感淡漠，偶爾激怒，常有多疑；出現時間定向障礙，對所處的場所和人物能做出定向，對所處地理位置定向困難，複雜結構的視空間能力差；言語詞彙少，命名困難。這些都是認知障礙症的前兆。

要控制伴發的精神病理症狀

認知障礙症患者在早期常對自己的記憶減退的現象有所察覺，並竭力掩飾，嚴重時會心神不定、坐立不安，這些焦慮情緒甚至有時會影響睡眠。另外有些患者會出現不開心，不想說話，不想活動，對治療沒有信心等症狀，這些抑鬱情緒往往會進一步加重記憶力的衰退。

患者自身和其家人都要注意患者情緒的調節，保持積極的

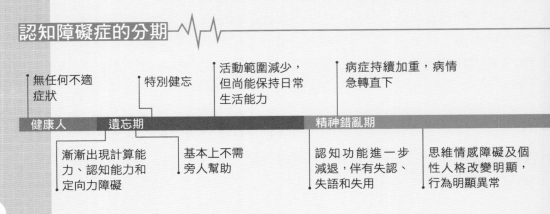

認知障礙症的分期

健康人	遺忘期		精神錯亂期	
無任何不適症狀	特別健忘	活動範圍減少，但尚能保持日常生活能力	病症持續加重，病情急轉直下	
漸漸出現計算能力、認知能力和定向力障礙	基本上不需旁人幫助		認知功能進一步減退，伴有失認、失語和失用	思維情感障礙及個性人格改變明顯，行為明顯異常

情緒。如患者有焦慮、激越、失眠或抑鬱、行為紊亂等情況,必要時可以在醫生的指導下服用一些抗焦慮藥、抗抑鬱藥或抗精神病藥。也要在患者身上留有寫著家庭住址和聯繫電話的卡片,方便聯繫家人。

對待認知障礙症患者要「哄」

確診為認知障礙症後平均生存期為 6~8 年,由於還沒有特別有效的藥物可以逆轉或終止疾病的發展,多數病情是一個不可逆的過程,所以護理工作就特別重要。因此家屬和家傭學習、掌握護理技能十分必要。對患者要哄,不可給予刺激,讓患者生活在和睦的氣氛中。要多陪伴患者,哄其開心,多講一些往事給他聽。

3R 智力激發法

3R 智力激發法指往事回憶、實物定位和再激發,目的是提高患者開始衰退的認知能力。適應於輕中度患者;對躁狂、進攻性行為者,視力聽力嚴重損害者除外。

回憶是用過去事件和相關物體激發記憶;實物定位是激發認知障礙症患者對於其有關的時間、地點、人物、環境的記憶;再激發是通過討論思考和推論激發患者智力和認知能力。

具體方法為激發患者過去的記憶,詢問其感興趣的項目,讓其回憶以前的工作經歷、癖好或消遣。家人可以講述他的過往,子女出生或一些有趣、難忘的小事,激發其記憶。

部分患者可出現少動、假面具臉和肌張增高

患者嚴重時,處於完全緘默,完全臥床

發病期

日常生活已難自理,需他人幫助

完全喪失生活自理能力的狀態

常伴有惡病質、肌強直和大小便失禁

認知障礙症最後階段

認知障礙症患病後 8~12 年，進入重度期。患者記憶力嚴重喪失，僅存片段的記憶；日常生活不能自理，大小便失禁，呈現緘默、肢體僵直，查體可見錐體束症陽性，有強握、摸索和吸吮等原始反射，最終昏迷。此時，患者的家屬要特別注意，要照顧好患者的方方面面。

預防認知障礙症的飲食原則

保持健康的心態，合理作息與飲食，能預防認知障礙症。日本科學家在臨床研究中發現，人若中、青年時經常攝入大量的糖、鹽、油，到中年患認知障礙症的概率會增加，故應減少糖、鹽、油的攝入量。

要常吃富含膽鹼的食物。有研究表明，乙醯膽鹼有增強記憶的作用，乙醯膽鹼缺乏可能會導致認知障礙症。而豆製品、花生、蛋類、肉類等食物中富含乙醯膽鹼。

吃食物時要多咀嚼。生物學家研究表明，當人咀嚼食物時，大腦的血流量會增加，而大腦血流量的增加對大腦細胞有養護作用。吃食物多咀嚼可預防認知障礙症。

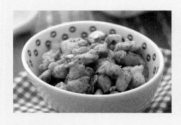

麥香雞丁

雞胸肉切丁，加鹽、澱粉抓勻。油鍋燒熱，下雞丁略炒，盛出。油鍋燒熱，下燕麥片炸至金黃。留底油，下雞丁、燕麥片炒熟。

♥ 可以撒適量椒鹽，更美味。

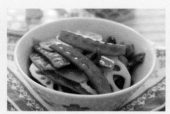

荷塘小菜

紅蘿蔔片、蓮藕、木耳、荷蘭豆炒熟。撈出過冷水，放入白醋、蒜末、鹽、白糖，淋入麻油拌勻即可。

♥ 大火快炒，能保持食材的脆甜。

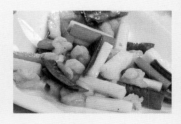

蝦仁炒山藥

熱油鍋炒山藥條，放入紅蘿蔔條、蝦仁、荷蘭豆，放適量的鹽，炒 2~3 分鐘即可起鍋，最後加點蔥花做裝飾。

♥ 山藥切好後放入水中，避免氧化發黑。

按摩印堂穴、四神聰穴：提神醒腦、清頭明目

印堂穴能清頭明目，常按能改善腦血循環，活化腦細胞，增強記憶。四神聰穴能鎮靜安神、醒腦開竅，多敲擊有利於治療頭痛健忘。

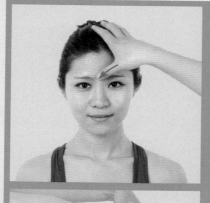

01 點按印堂穴

印堂穴在前額部，兩眉毛內側端中間的凹陷中。

按摩手法：用拇指指腹點按印堂穴 3~5 分鐘。

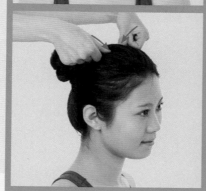

02 點按四神聰穴

定位：四神聰穴在頭部，百會穴前、後、左、右各旁開 1 寸，共 4 穴。

按摩手法：拇指或中指用點、揉等手法逐一按摩。

多運動，多思考

進行體育活動會使人的血液循環加快，從而使經過大腦的血流量增加，使腦細胞得到充分的氧氣，經常運動可以預防認知障礙症。可以選擇一些舒緩性的有氧運動，如太極拳、八段錦、五禽戲、散步等。

老年人除做適當體育鍛煉外，有興趣、有條件的還可以參加各種學習，如電腦、外語、琴棋書畫和參予適當的社交活動，多思考，多動腦，保持活力和積極健康的生活方式。

對於已經患有認知障礙症的患者，要加強功能訓練。醫生和家屬要進行督促、檢查和指導，其目的是為了保障患者生活上的需求，訓練其生活自理能力，延緩智能衰退。適當運動能幫助患者減少焦慮和抑鬱的情緒，但要在專人的陪護下進行。

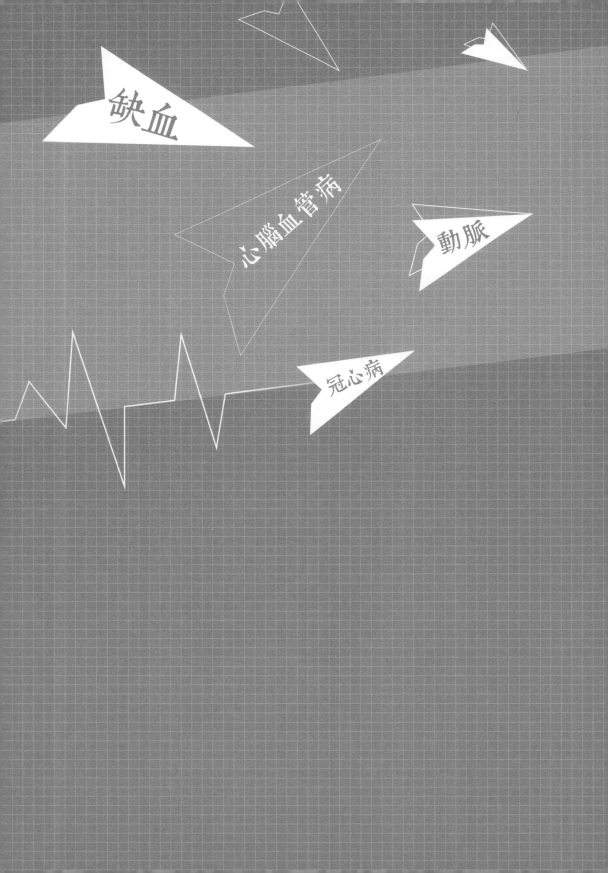

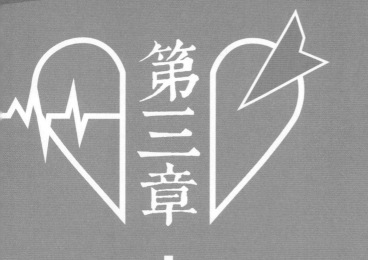

第三章·
你以爲做完心臟支架手術就萬事大吉了嗎？

對於心腦血管病患者來說，心臟支架手術是一個並不陌生的詞彙，常用於治療冠心病，可以改善血管的缺血狀態。但不要以為做完手術就萬事大吉了，手術之後還有很多需要注意的事情。

心臟支架手術可以暫時疏通冠狀動脈阻塞，改善冠心病引起的心肌供血不足，使瀕危患者維持生命正常。

簡單地説，心臟支架手術治療的過程是穿刺血管，使導管在血管中前行，到達冠狀動脈開口處，用特殊的傳送系統將支架輸送到需要安放的部位，放置、撤出導管，結束手術。

用一種比較形象的説法描述：把你的血管想像成一根膠皮管子，使用一段時間後管壁積累了一些污垢，中間的通道越來越小，就會影響中間液體的流動速度，流動速度一慢下來就更容易積累污垢。這個時候可以在管子中放一個支架把血管撐開，使中間的空間變大，恢復原來的血流速度，這就是心臟支架手術了。

什麼情況下可以做心臟支架手術？

在冠狀動脈造影檢查後，確定狹窄部位堵塞度。心臟病專家一般認為堵塞超過 75%、且年齡在 30~65 歲的患者需要做心臟支架手術，年齡太大的患者身體受不了。

支架放進去，撐起來了，並不是這個血管或者這個部位不會再次發生狹窄或者阻塞，也不等於冠心病就治好了；因為冠心病患者一般有多處狹窄，我們只能給心臟做 1~2 處心臟支架手術，其他部位要用藥物治療。為防止撐起來的血管再次發生病變，同樣需要服用藥物控制引發冠心病的危險因素。

患者本身心臟的血管就比一般人更容易形成狹窄，支架只是把狹窄的地方撐開，使血流正常通過。並不是下了支架就萬事大吉了，如果不注意的話，還可能有心臟血管的其他地方的狹窄或者支架內再狹窄，那就更麻煩了，可能需要通過開刀手術搭橋才能解決問題。

有病變的血管好比有淤泥的管道，安裝支架僅僅是疏通了堵塞的管道，患者身體內的大環境並沒有得到根本性改善，原有的血脂異常、血管內皮損害以及其他一些致病因子，都不會因為安裝了支架而改變，這就是許多患者術後再次出現狹窄、病情復發的原因。

冠心病是進展性的疾病，要維持術後冠狀動脈的持續通暢，後續的藥物治療不可缺少。從目前臨床統計資料來看，患者用藥不規律是常見的導致支架植入術後血栓形成並誘發心肌梗塞的原因。

患者術後需要按照醫囑劑量，服用較多種類和數量的藥物；但如果因為其他疾病需要進行手術治療而必須停止服用這些藥物時，患者須諮詢心臟內科醫生，千萬不可盲目服藥、停藥。

定期覆診檢查，是判斷血管是否再狹窄的重要依據。

定期檢查包括檢查血壓、血糖、血脂、血黏度等。如果這四項指標不能保持在較好水平，患者在半年左右就會面臨復發危險。原有高血壓、糖尿病和腦血管病的患者，更要重視原發病的治療和定期檢查。即使沒有原發病，也要每 2~3 個月複查一次，如果指標高於正常範圍，就要積極採取治療措施。

出院後的 1 個月、3 個月、6 個月、9 個月、1 年是隨診的關鍵時間點。此外，超過 40 歲的患者，應堅持每年檢測血脂、血壓、肝腎功能、肺部 X 光、心電圖。

支架解決的只是一段血管的問題，並沒有「斷根」。假如術後維護做得不好，手術也可能隨時失效；因此定期檢查才能保證最大收益。

出院後患者需要定期回醫院覆診，到術後隨訪門診處或負責你手術的醫生處，進行體格檢查和必要的輔助檢查。醫生可以根據動脈是否通暢，決定是否調整藥物種類與用量，以達到最佳的療效。另外，手術後如果感覺到又出現類似術前的一些症狀，不要忽視，應該儘快去醫院檢查。

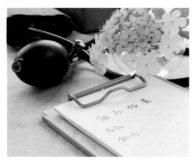

定期覆診檢查，是判斷血管是否再狹窄的重要依據。

按時
吃藥

術後給予抗凝治療，以防止血栓形成以及栓塞導致血管堵塞和急性心肌梗塞。

很多冠心病患者，平時犯心絞痛的時候，總是先忍著，儘量不吃藥，以為如果經常吃藥，以後可能就沒效了。其實不然，一方面，心絞痛急救用藥最常用的是硝酸甘油，這類藥物只有長期吃，且每天吃的頻率又很頻的時候才可能產生耐藥性，每天吃 1 次，甚至一天吃上三四次也不會形成耐藥性；另一方面，心絞痛發作時，冠狀動脈痙攣，心肌缺血，及早地給藥治療，可以儘快緩解冠狀動脈痙攣，改善心肌供血，減輕心肌缺血的損傷程度，甚至可以減少發生急性心肌梗塞的可能性。如果心絞痛發作且含服硝酸甘油，半小時後症狀仍沒有緩解，要高度警惕是否發生了急性心肌梗塞，應及早去醫院救治。

而手術之後的藥物治療就更應該小心，謹遵醫囑不能隨意停藥。心臟支架手術僅僅解決了一小段血管的問題，如果高血壓、高血脂、高血糖等因素仍然存在，仍會對血管內壁造成損傷，就如同被淤泥阻塞的河道，植樹造林、控制水土流失才是解決問題的根本。因此，有高血壓、高脂血症、糖尿病的患者需要在支架術後堅持長期服藥。

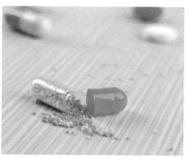

術後給予抗凝治療，以防止血栓形成以及栓塞導致血管堵塞和急性心肌梗塞。

心臟支架手術後，可多吃富含膳食纖維的食物。

由於人們日常飲食上的不注意，攝入脂類物質過多，血液中的甘油三酯、膽固醇、低密度脂蛋白等含量增高，血液就會變得黏稠、聚集性強，長期在血管壁積累下來，血管壁隨之變得硬、脆、失去彈性、易破，在心臟上的冠狀動脈就容易發生粥樣硬化，就是冠心病；在腦部就是腦梗塞。

飲食上要少食多餐，細嚼慢嚥，三四五頓，七八分飽，低糖低鹽低脂，戒煙戒酒戒刺激性食物。多食用綠色蔬菜、紅蘿蔔、木耳、燕麥片、紅棗、番茄、紅薯等，食用肉類食物最好一天不超過 100 克。多喝水，睡前醒後都喝上一杯開水。保持心情開朗，情緒不要過於波動，少生氣，飯後多走走，適量活動身體，記住一句話：管住嘴，邁開腿，情緒穩定多喝水。

合理營養

通常剛做完心臟手術不久的患者，都需要攝入較多的蛋白質去補足受創的身體（在心肺無積水的情況下）。合理的營養調理在這時候很重要。

主　食：選擇粗糧，煮稀一些。煮粥可加些麥片、豆類增加營養。

蔬　菜：選擇顏色豐富的蔬菜以增強視覺感受，提高食慾。

水　果：適量即可，儘量不喝果汁；因為糖分濃度高。而新鮮水果有豐富的膳食纖維，對血管有益。

奶　類：脫脂鮮奶（若拉肚子就選擇無乳糖的）、乳酪、加鈣無糖豆奶。

蛋白質：最好選植物性的，如各種豆類。魚肉含有豐富的 omega-3 脂肪酸，具有溶血性，所以有利血管功能。雞肉也是不錯的選擇。一天大概需要 170 克，油、鹽或糖都要少量攝取。一天吃 6 小餐，就不會出現過饞現象。

別忘了運動

現代社會生活節奏快，競爭激烈，壓力大，很多人不得已超負荷運轉，熬夜加班成了家常便飯。偶爾的一點放鬆時間，便想起「生命在於運動」的名言，於是跑到健身房狂練一番，或是一口氣爬到山頂，以為這樣就算是運動了，身體就健康了。殊不知，這樣做的危害可能更大。

現在的心腦血管病患者中，不乏年輕人，這些人平時長期工作緊張，身體超負荷運轉，疾病已悄然而至，蓄勢待發，一旦激烈運動，超出身體承受能力，發生意外也就不足為奇了。

如何計算最適合自己的運動量

心腦血管病患者手術後，可選擇適宜的鍛煉方式。因為運動能促進身體內血液循環，有效地減少血管內容物的沉積，以防疾病的復發。

正確的做法是，每週保持兩三次活動，每次持續1小時左右。運動以有氧運動為佳，如快走、慢跑、游泳、騎自行車等。那麼運動強度多大算合適呢？

判定運動強度的公式如下：

最大心率 = 220 - 實際年齡

最低心率：（最大心率 - 安靜心率）× 0.6 + 安靜心率

最高心率：（最大心率 - 安靜心率）× 0.8 + 安靜心率

若運動後測得心率介於最高與最低心率之間，則此次運動強度適當。如一位60歲的老人，他的安靜心率是80次/分，那麼最高心率為144次/分，最低為128次/分，運動後心跳低於128次/分則表示運動強度太低，達不到運動效果，心跳超過144次/分則表示運動強度太高，可能會導致各種意外。此外，運動後有點喘，微微流汗，仍可講話而不累，就表示此次運動強度適當。若運動後氣喘吁吁，大汗淋漓，明顯感到疲乏，甚至有頭暈目眩等不適症狀時，說明運動過量。

心腦血管病患者運動量不宜太大，散步非常合適。

腳後跟處有一個叫足筋腱的筋，是我們人體中最強勁的筋之一，其結構適合人類進行奔跑活動。跑步能夠加強心肺功能，促進血液循環，改善自主神經功能，提高免疫力；走路也有同樣的功效，經常走路可改善腿部血液循環。

散步之前，應該使全身自然放鬆，適當地活動一下肢體，調勻呼吸，平靜而和緩，然後再從容地邁開步伐。散步時宜從容和緩，不宜匆忙，更不宜為瑣事憂慮。悠閒的情緒，愉快的心情，不僅可以提高散步的興致，也是散步養生的一個重要條件。

散步時，步履宜輕鬆，有如閒庭信步之態，周身氣血方可調達平和。唐代醫學家孫思邈即主張「行不宜疾」。這種步法，形雖緩慢，然而輕鬆緩慢之中，氣血暢達，百脈流通，內外協調，是其他劇烈性運動所不及的，可取得較好的鍛煉效果。對年老體弱之人及慢性病患者尤其適合。

外出鍛煉 應注意的事項

運動後以不感到疲勞為宜。運動固然對心腦血管病患者有好處，但運動不當，給心腦血管病患者帶來危害也屢見不鮮。因此，心腦血管病患者在參加體育運動時，必須注意以下問題。

運動前後避免情緒激動。精神緊張，情緒激動均使血中兒茶酚胺增加，降低心室顫動閾。加上運動有誘發室顫的危險，因此，對於心絞痛發作 3 天之內，心肌梗塞發作半年之內的患者，不宜做比較劇烈的運動。

① 運動前不宜飽餐。因為進食後人體內血液供應需重新分配，流至胃腸幫助消化的血量增加，而心臟供血相對減少，易引起冠狀動脈相對供血不足，從而引發心絞痛。

② 運動要循序漸進，持之以恆。平時不運動者，不要突然從事劇烈的運動。

③ 運動時應避免穿得太厚，影響散熱，增加心率。心率增快會使心肌耗氧量增加。

④ 運動後避免馬上洗熱水澡。因為全身浸在熱水中，必然造成廣泛的血管擴張，使心臟供血相對減少。

⑤ 運動後避免吸煙。有些人常把吸煙作為運動後的一種休息，這是十分有害的。因為運動後心臟有一個運動後易損期，吸煙易使血中游離脂肪酸上升，並增加兒茶酚胺的釋放，加上尼古丁的作用而易誘發心臟意外。

⑥ 太極拳是一種非常適宜心腦血管病患者的運動。本書在附錄中給出 24 式太極拳的圖譜，有興趣的讀者可以跟著看一看，學一學。

內關穴

內關穴的「關」是「重要」之意，內關穴是心包經上的重要穴位。《靈樞・經脈篇》有記載：「陰溢為內關，內關不通死不治。」揾按內關穴可以幫助降低血壓，緩解高血壓引起的頭暈頭痛。經常感到心絞痛的人常按此穴可以有效緩解疼痛。

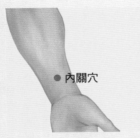

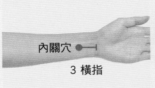

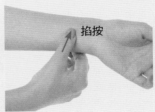

位置：在前臂前區，腕掌側遠端橫紋上 2 寸，掌長肌腱與橈側腕屈肌腱之間。

快速取穴：微屈腕握拳，從腕橫紋向上量 3 橫指，兩條索狀筋之間。

按摩手法：用拇指指尖垂直揾按 2~3 分鐘，有痠脹、微痛的感覺為宜。每天 2 次。

風池穴

風池穴是足少陽膽經的穴位，膽和肝互為表裡，都屬風木，刺激風池穴能及時調節肝膽兩條經脈的氣血，清肝利膽、熄風潛陽。而且風池穴在頭後部，向上通暢頭部氣血，清腦醒神。另外，風池穴也是膽經和陽維脈的交會穴，兩條經脈都上行到頭部，調節頭部氣血。刺激它能增加血氧飽和度，改善椎基底動脈供血，從而起到雙向調節血壓的作用。

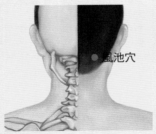

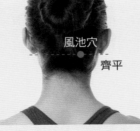

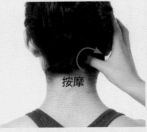

位置：在頸後區，枕骨之下，胸鎖乳突肌上端與斜方肌上端之間的凹陷中。

快速取穴：正坐，後頭骨下兩條大筋外緣陷窩中，與耳垂齊平處。

按摩手法：拇指按揉風池穴，旋轉按揉 32 圈。

膻中穴

膻中穴為心包經募穴，為心包經氣血的重要輸送之地。又是任脈、足太陰、足少陰、手太陽、手少陽經的交會穴，能理氣活血通絡，止咳平喘。現代醫學證實，刺激該穴可調節神經功能，鬆弛平滑肌，擴張冠狀血管及消化道內腔徑，能有效治療各類「氣」病，包括呼吸系統、循環系統、消化系統病症，如哮喘、胸悶、心悸、心絞痛等。

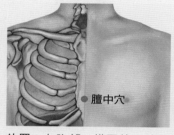

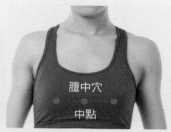

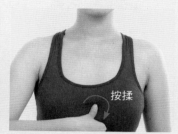

位置：在胸部，橫平第 4 肋間隙，前正中線上。

快速取穴：在胸部，鎖骨往下數第 4 肋間，前正中線上，約是兩乳頭連線中點。

按摩手法：用指腹按揉 5~10 分鐘，有痠脹、微痛的感覺為宜。

曲澤穴

曲澤穴是心包經的合穴，對於心包經、心臟的整個臟器都是一個很好的調節穴位，對心臟還是一個修復的穴位。按摩曲澤穴可以清熱除煩，舒筋活血，改善微循環，防止血管堵塞。

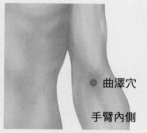

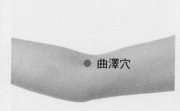

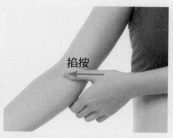

位置：在肘前區，肘橫紋上，肱二頭肌腱的尺側緣凹陷中。

快速取穴：肘微彎，肘彎裡可摸到一條大筋，內側橫紋上可觸及凹陷處。

按摩手法：用拇指指尖垂直掐按 2~3 分鐘，有痠脹、微痛的感覺為宜。每天 2 次。

太陽穴

太陽穴是經外奇穴，太陽穴血管分佈相當豐富，因此構成了眾多的顱內出血來源。起於頜內動脈的腦膜中動脈，在硬腦膜外沿顳骨鱗部向上行走，並在太陽穴處的顳骨鱗部分支為腦膜中動脈前、後兩支。同時，腦膜中靜脈也與腦膜中動脈相伴而行。經常按摩太陽穴可有助血液循環，舒緩神經。

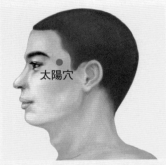

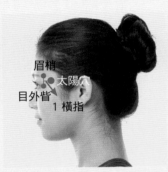

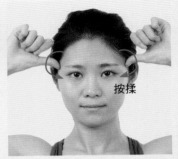

位置： 在頭部，眉梢與目外眥之間，向後約 1 橫指的凹陷中。

快速取穴： 眉梢與目外眥連線中點向後 1 橫指，觸及一凹陷處即是。

按摩手法： 雙手拇指按揉雙側的太陽穴，旋轉按揉 32 圈。

豐隆穴

高脂血症多為過食高膽固醇、高糖食物或機體本身內在脂代謝失調所致。中醫認為，本病多因脾失健運、聚濕生痰、痰濁瘀滯脈絡所致。豐隆穴是足陽明胃經之絡穴，有疏通脾、胃表裡二經的氣血阻滯，促進水液代謝的作用，降痰濁、化瘀血、泄熱通腑，故可治療由痰濁瘀阻經絡而致的高脂血症。

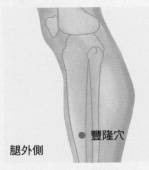

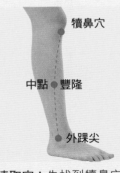

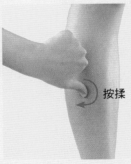

位置： 在小腿外側，外踝尖上 8 寸，脛骨前肌的外緣。

快速取穴： 先找到犢鼻穴和外踝尖，二者連線中點上。

按摩手法： 用拇指指腹按揉豐隆穴 5~10 分鐘，有痠脹、微痛的感覺為宜。

百會穴

百會穴有「三陽五會」之稱，即足三陽與督脈、足厥陰肝經的交會穴，是人體陽氣匯聚的地方，其功能是開竅醒腦、固陽固脫、升陽舉陷。調理腦中風、記憶力下降等老年病時都要選百會穴。在百會穴刮痧，可以減輕高血壓帶來的頭暈、頭痛等症狀。

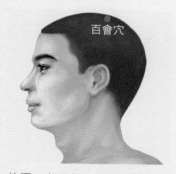

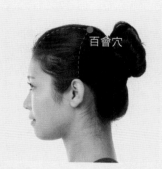

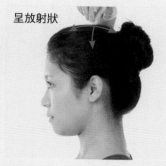

位置：在頭部，前髮際正中直上5寸。

快速取穴：正坐，兩耳尖與頭正中線相交處，按壓有凹陷。

刮痧方法：用刮痧板從頭頂百會穴放射狀向四周刮至髮際，重點刮拭百會穴。

太沖穴

中醫認為，高血壓是肝陽上亢造成的，太沖穴是肝經的原穴，能夠調動肝經元氣，疏肝理氣、平肝降逆，不讓肝氣升發太過。因此在太沖穴刮痧可以輔助降壓。

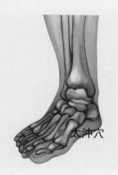

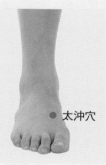

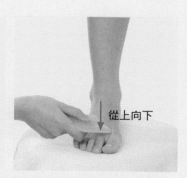

位置：在足背，第1、第2蹠骨間，蹠骨底結合部前方凹陷中，或觸及動脈搏動處。

快速取穴：沿第1、第2趾間橫紋向足背上推，感到有一凹陷處即是。

刮痧方法：用刮痧板一角從上向下刮拭太沖穴。

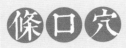

條口穴

條口穴從字面上可以看出：條者，風也；口者，門戶也。意思是氣血出入之門。所以，它是防治高血壓和血管硬化的必求之穴。

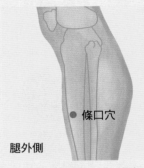
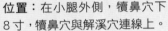

腿外側

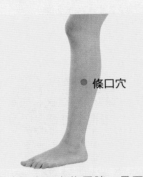

條口穴

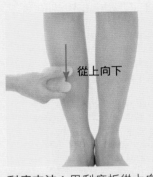

從上向下

位置：在小腿外側，犢鼻穴下8寸，犢鼻穴與解溪穴連線上。

快速取穴：坐位屈膝，足三里穴直下，外膝眼與外踝尖連線的中點。

刮痧方法：用刮痧板從上向下刮拭條口穴。

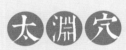

太淵穴

太者，無限也；淵者，深水也，水就是代表血管裡的血液和體內的氧氣。太淵穴專治各種心臟虛弱和與動、靜脈有關的病症，能治療心臟期前收縮、房顫、氣短等與血脈相關的病症。

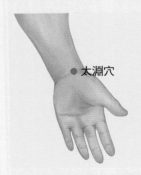

太淵穴

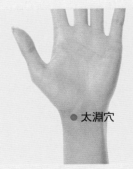

太淵穴

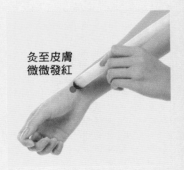

灸至皮膚微微發紅

位置：在腕前區，橈骨莖突與手舟骨之間，拇長展肌腱尺側凹陷中。

快速取穴：掌心向上，腕橫紋外側摸到橈動脈，其外側即是。

艾灸方法：點燃艾條，對準穴位，距皮膚1.5~3厘米，灸至皮膚微微發紅發燙。

曲池穴

中醫認為，曲池穴為手陽明大腸經之合穴，曲池穴對人體的血液循環系統、內分泌系統、消化系統等均有明顯的調整作用。

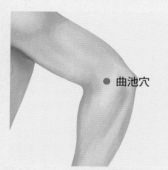 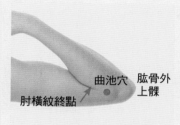 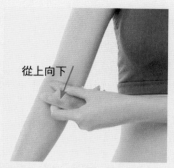

位置：在肘區，尺澤穴與肱骨外上髁連線的中點處。

快速取穴：屈肘，找到肘橫紋終點和肱骨外上髁，兩者連線中點處。

刮痧方法：用刮痧板從上向下刮拭曲池穴。

足三里穴

足三里穴，是足陽明胃經的主要穴位之一，是一個強壯身心的大穴。刮拭足三里穴，可通經活絡、疏風化濕、補中益氣、調節機體免疫力，改善身體的血液循環，防止堵塞。

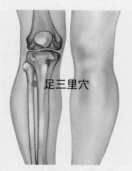 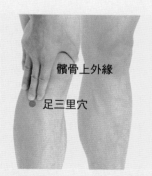 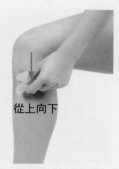

位置：在小腿前外側，犢鼻穴下3寸，犢鼻穴與解溪穴連線上。

快速取穴：站位彎腰，同側手虎口圍住髕骨上外緣，餘四指向下，中指指尖處即是。

刮痧方法：用刮痧板從上向下刮拭足三里穴。

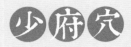

少府穴

少府穴屬火，是心經的滎穴，是氣血聚集的地方。治很多上火、內熱之證，像心煩不眠、頭頸疼痛、心慌、咽喉似有異物、胸痛等症狀都可通過按摩此穴緩解。

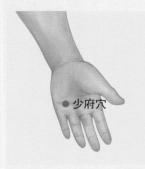

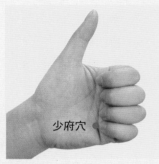

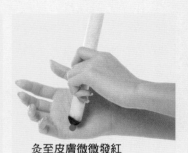

位置：在手掌，橫平第 5 掌指關節近端，第 4、第 5 掌骨之間。

快速取穴：半握拳，小指指尖所指骨縫中。

艾灸方法：對準穴位，距皮膚1.5~3 厘米，灸至皮膚微微發紅發燙。

解溪穴

解溪穴是胃經的經穴，屬火。解者，解開、解運也；溪者，小溪之水也。顧名思義就是解開流水的通道，使水正常運行；這裡的水指的就是血液之意。因血液循環不好而出現的下肢無力、頭昏腦脹之證就可刮拭此穴進行緩解。

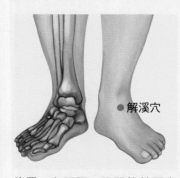

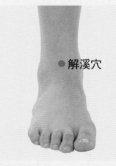

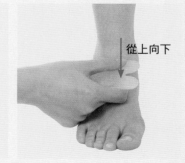

位置：在踝區，踝關節前面中央凹陷中，長伸肌腱與趾長伸肌腱之間。

快速取穴：足背與小腿交界處的橫紋中央凹陷處，位於足背兩條肌腱之間。

刮痧方法：用刮痧板從上向下刮拭解溪穴。

天池穴

天池穴是心包經上的發源穴，它可以排除心包經上的濁氣，有清心的作用。可以緩解胸悶、胸痛。

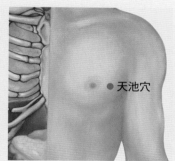

● 天池穴

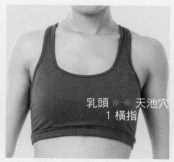

乳頭 ● ● 天池穴
1 橫指

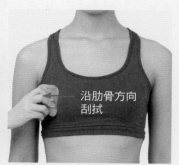

沿肋骨方向
刮拭

位置：在胸部，第 4 肋間隙，前正中線旁開 5 寸。

快速取穴：自乳頭沿水平線向外側旁開 1 橫指，按壓有痠脹感處。

刮痧方法：用刮痧板沿肋骨方向向外刮拭天池穴。

極泉穴

中醫認為「極」是高、極致的意思；心主血脈，如水流之，故名「泉」；「極泉」的意思就是指最高處的水源，心臟供給全身的血液就是以這個穴為起點。經常刺激極泉穴，具有使氣血流通的作用，是治腦血栓和上肢不遂的要穴。

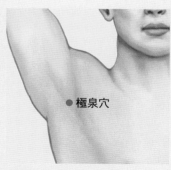

● 極泉穴

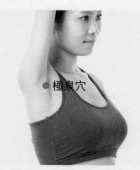

● 極泉穴

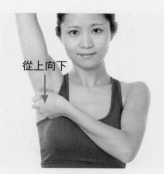

從上向下

位置：在腋區，腋窩中央，腋動脈搏動處。

快速取穴：腋窩正中，腋動脈搏動處。

刮痧方法：用刮痧板從上向下輕柔地刮拭極泉穴。

神門穴

神門穴屬土。神者，精神、智慧也；門者，門戶也，由此名便知此穴充滿了神奇功效而不可小視。因為心與小腸相表裡，所以神門穴不光能治療心臟和腦神經方面的疾病，還能治療消化系統的疾患。如冠心病、心絞痛、高血壓、驚後失眠、心煩心慌、頭痛、抽筋、癲癇等症狀，均可灸神門穴。

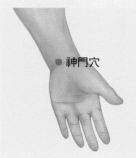

位置： 在腕前區，腕掌側遠端橫紋尺側端，尺側腕屈肌腱的橈側凹陷處。

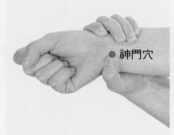

快速取穴： 微握掌，另手四指握住手腕，屈拇指，指甲尖所觸凹陷處。

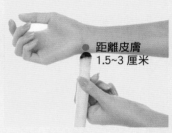

艾灸方法： 對準穴位，距離皮膚1.5~3 厘米，艾灸至皮膚微微發紅發燙。

距離皮膚1.5~3 厘米

三陰交穴

三陰交穴名意指足部的三條陰經中氣血物質在本穴交會。本穴物質有脾經提供的濕熱之氣，有肝經提供的水濕之氣，有腎經提供的寒冷之氣，可健脾益血、調肝補腎，並可以雙向調節血壓。

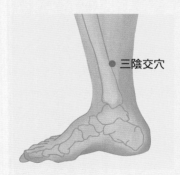

位置： 在小腿內側，內踝尖上3 寸，脛骨內側緣後際。

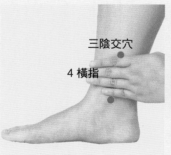

快速取穴： 手四指併攏，小指下緣靠內踝尖，食指上緣所在水平線與脛骨後緣交點。

4 橫指

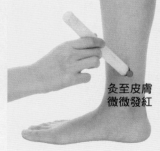

艾灸方法： 對準穴位，距皮膚1.5~3 厘米，灸至皮膚微微發紅發燙。

灸至皮膚微微發紅

神闕穴

神闕穴是任脈上的陽穴，命門穴是督脈上的陽穴，兩穴前後相連，陰陽和合，是人體生命能源的所在地，艾灸神闕穴可以調節人體的百脈氣血。

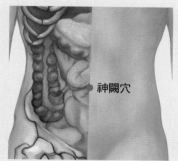

神闕穴

位置：在臍區，臍中央。

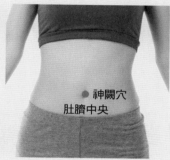

神闕穴
肚臍中央

快速取穴：在腹部，肚臍中央即是。

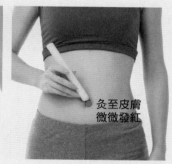

灸至皮膚
微微發紅

艾灸方法：對準穴位，距皮膚1.5~3厘米，灸至皮膚微微發紅發燙。

懸鐘穴

懸鐘穴具有調節氣血、舒筋活絡、清熱生氣、疏肝益腎的功效，現代常用於預防和治療心腦血管病、高血壓、高脂血症等疾病。

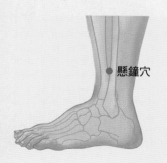

懸鐘穴

位置：在小腿外側，外踝尖上3寸，腓骨前緣。

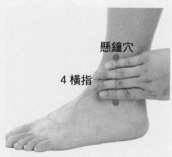

懸鐘穴

4 橫指

快速取穴：外踝尖直上4橫指處，腓骨前緣處。

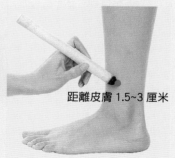

距離皮膚 1.5~3 厘米

艾灸方法：點燃艾條，對準穴位，距離皮膚1.5~3厘米，艾灸至皮膚微微發紅發燙。

關元穴

關元穴屬任脈，位於小腹，與腎臟關係密切，為男子藏精、女子蓄血之所在。老年人腎氣漸衰，腎精漸少，是導致器官衰老的一個主要因素，故常灸關元穴可補益腎氣、填補腎精、延緩衰老。

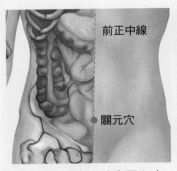

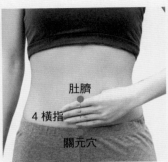

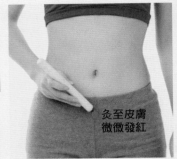

位置：在下腹部，臍中下 3 寸，前正中線上。

快速取穴：在下腹部，正中線上，肚臍中央向下 4 橫指處。

艾灸方法：對準穴位，距皮膚 1.5~3 厘米，灸至皮膚微微發紅發燙。（此圖僅為示意，艾灸時應直接對準皮膚。）

氣海穴

氣海穴是元陽之本、真氣生發之處，更是人體生命動力之源泉。此穴能鼓舞臟腑經絡氣血的新陳代謝，使之流轉循環自動不息。

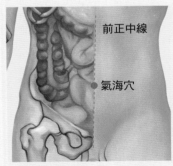

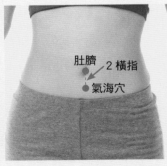

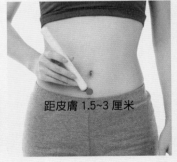

位置：在下腹部，臍中下 1.5 寸，前正中線上。

快速取穴：在下腹部，正中線上，肚臍中央向下 2 橫指處。

艾灸方法：對準穴位，距皮膚 1.5~3 厘米，灸至皮膚微微發紅發燙。

勞宮穴

勞宮穴有調血潤燥、安神和胃、通經祛濕、熄風涼血之功效。主治昏迷、暈厥、中暑、嘔吐、心痛、癲狂、癇證、口舌生瘡、口臭、鵝掌風等。

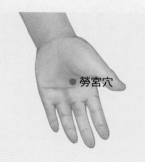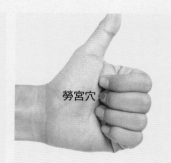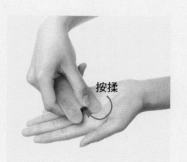

位置：在掌區，橫平第 3 掌指關節近端，第 2、第 3 掌骨之間偏於第 3 掌骨。

快速取穴：握拳屈指，中指尖所指掌心處，按壓有痠痛感處即是。

刮痧方法：用刮痧板刮拭掌心，向手指方向刮拭，重點刮試勞宮穴。

行間穴

行間穴為人體足厥陰肝經上的主要穴道之一，主要治療腦中風、癲癇、頭痛、目眩、目赤腫痛、青盲、口歪等肝經風熱所致病症。

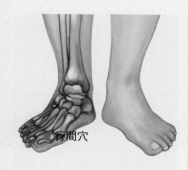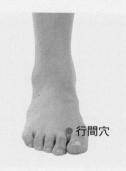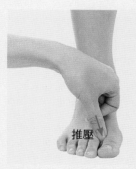

位置：在足背，第1、第2趾間，趾蹼緣後方赤白肉際處。

快速取穴：在足背部第 1、第 2 兩趾之間連接處的縫紋頭處。

按摩方法：用拇指指腹推壓行間穴，力度以稍重為宜。

合谷穴

合谷穴在虎口處，屬手陽明大腸經，具有鎮靜止痛、通經活經、清熱解表的功效。主治身熱、頭痛、眩暈、目赤腫痛等疾病。

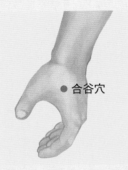

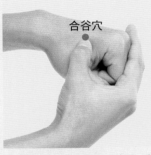

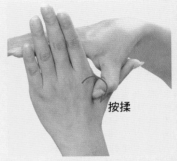

位置：在手背，第1、第2掌骨之間，約平第2掌骨中點處。

快速取穴：輕握拳，拇、食指指尖輕觸，另手握拳，拇指指腹垂直下壓處即是。

按摩手法：用拇指指尖按揉5~10分鐘，有痠脹、微痛的感覺為宜。

大陵穴

大陵穴是手厥陰心包經的腧穴和原穴。主治心痛、心悸、胃痛、嘔吐、驚悸、癲狂、癇證、胸脅痛、腕關節疼痛、喜笑悲恐。

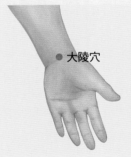

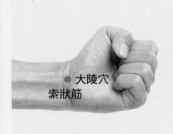

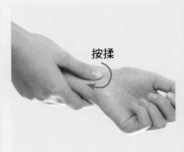

位置：在腕前區，腕掌側遠端橫紋中，掌長肌腱與橈側腕屈肌腱之間。

快速取穴：微屈腕握拳，從腕橫紋上，兩條索狀筋之間即是。

按摩方法：用拇指按揉大陵穴20~30次。

血海穴

血海穴具有化血為氣、運化脾血的功效，統治凡與血液循環有關的疾病，可促進血液循環，改善毛囊微循環。

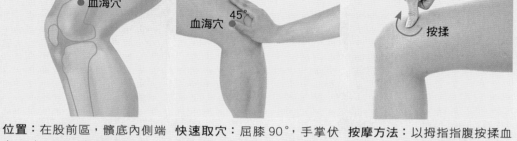

位置：在股前區，髕底內側端上2寸，股內側肌隆起處。

快速取穴：屈膝90°，手掌伏於膝蓋上，拇指與其他四指呈45°，拇指指尖處。

按摩方法：以拇指指腹按揉血海穴3~5分鐘，每天3次。

氣端穴

氣端穴能通絡開竅。主治足背腫痛、足趾麻木、腦血管意外、腦中風。

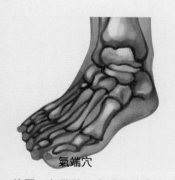
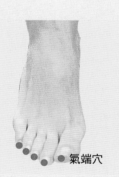
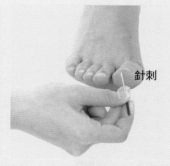

位置：在足趾，十趾端的中央，距趾甲游離緣0.1寸（指寸），左右共10穴。

快速取穴：正坐垂足，足十趾尖端趾甲游離尖端即是。

針刺方法：急救時用三棱針針刺氣端穴。

耳部 神門、交感、皮質下等反射區

神門反射區

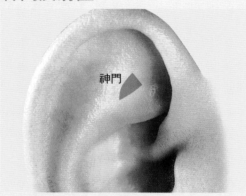

神門

位置：在三角窩後 1/3 的上部。

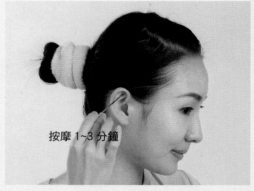

按摩 1~3 分鐘

按摩手法：用按摩棒對準穴位，以適當的力度按摩 1~3 分鐘。也可用 0.5 厘米見方的醫用膠布，將米粒壓貼於此，捏壓 30 秒左右。保留壓貼物。

注：△ 表示內側面，如交感在對耳輪下角前端與耳輪內緣相交處，皮質下在對耳屏內側面。

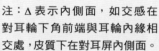

皮質下

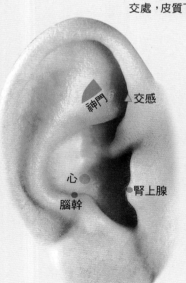

神門　△ 交感
心
腦幹　●腎上腺

治療冠心病

在耳部找到皮質下、心、交感、腎上腺、腦幹的相應部位。每次選 4~6 個反射區，先用手指按揉，再用王不留行子貼壓。每日或隔日 1 次，10 次為 1 個療程。

治療心肌梗塞

在耳部找到皮質下、心、交感、神門、腎上腺的相應部位。每次選 4~6 個反射區，先用手指按揉，再用王不留行子貼壓。每日或隔日 1 次，10 次為 1 個療程。

手部 大腦、腎上、胃脾大腸區等反射區

手部大腦反射區

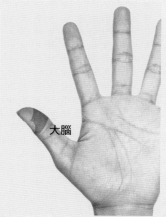

大腦

位置：在雙手掌面拇指指腹。

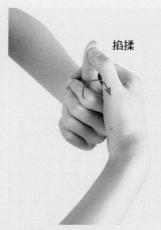

掐揉

按摩手法：用拇指指腹掐揉大腦反射區 3 分鐘。也可用夾子、絲帶夾住或綁住該反射區，過一段時間再鬆開。

手部腎上腺反射區

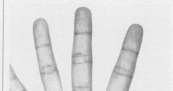
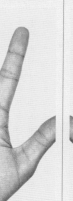

腎上腺

位置：雙手掌側，第 2、第 3 掌骨體遠端之間。

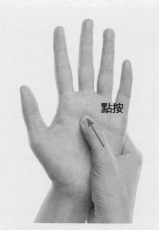

點按

按摩手法：用拇指指尖點按腎上腺反射區 1~3 分鐘，每日 2 次，力度宜輕柔，不要損傷皮膚。

手部胃脾大腸區反射區

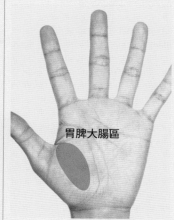

胃脾大腸區

位置：雙手第 1 掌骨體遠端。

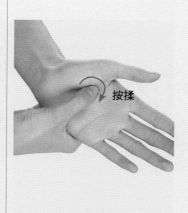

按揉

按摩手法：用拇指指腹按揉此反射區，力度略重，每次持續 3 分鐘，每日 3 次。可用捆在一起的牙籤或髮夾的末端刺激。

95

手部 胸椎、心反射區，足部膀胱反射區

手部胸椎反射區

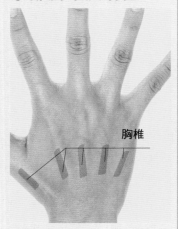

胸椎

位置：雙手背部，各掌骨背側中段 2/5。

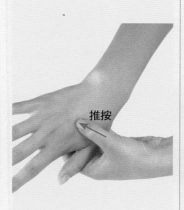

推按

按摩手法：用拇指指腹向手腕方向推按胸椎反射區 1~3 分鐘。也可以用毛刷輕刷此反射區 10~15 分鐘。

手部心反射區

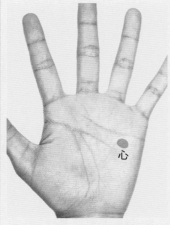

心

位置：左手掌側，手掌及手背部第 4、第 5 掌骨之間，掌骨遠端處。

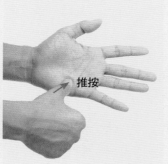

推按

按摩手法：用拇指指腹向手指方向推按心反射區 1~2 分鐘，每日 2 次，動作連續均勻，力度適中。

足部膀胱反射區

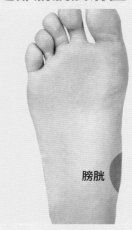

膀胱

位置：雙足足掌內側內踝前方，舟骨下方展肌旁。

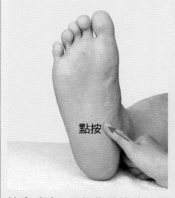

點按

按摩手法：用拇指點按膀胱反射區約 2 分鐘，每天堅持按摩 10~20 次。

足部 小腦、腦幹、甲狀、心反射區

足部小腦、腦幹反射區

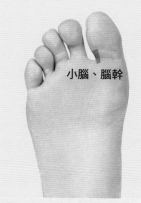

小腦、腦幹

位置：位於雙足拇指第 1 節根部正面靠近第 2 趾骨處。

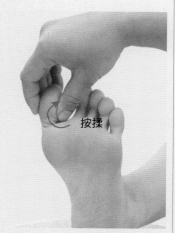

按揉

按摩手法：用拇指指腹按摩小腦、腦幹反射區 1~3 分鐘。也可用牙籤或髮夾刺激。

足部甲狀腺反射區

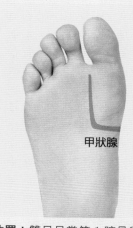

甲狀腺

位置：雙足足掌第 1 蹠骨與第 2 蹠骨前半部之間，並橫跨第一蹠骨中部的一「L」形區域。

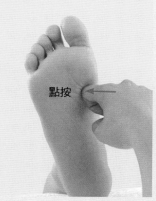

點按

按摩手法：用食指關節點按甲狀腺反射區約 2 分鐘。用力要均勻，動作要有節奏，力度要適中。

足部心反射區

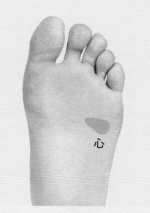

心

位置：左足足掌第 4、第 5 蹠骨上端。

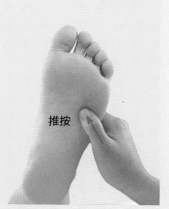

推按

按摩手法：用拇指指腹推按心反射區 1~3 分鐘，用力穩健，沿骨骼走向施行。

常按摩「三脖」，防心腦血管病

向來講究整體觀念的中醫，對保健區域的劃分和歸類也總有其獨特之處，手腕（手脖）、腳踝（腳脖）、頸項（脖子）在中醫裡就可統稱為「三脖」，經常對這三個部位進行按摩，即可起到預防心腦血管病的作用。一般情況下，患有心腦血管病、腸道疾病的患者，可重點按摩或活動手腕。

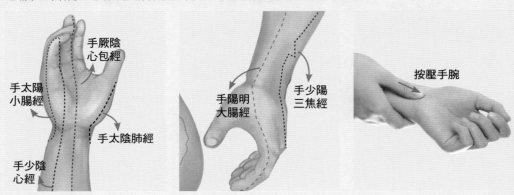

手腕被稱為人的「第二心腦」，其處有 6 條經絡通過，包括心、心包、肺、大腸、小腸、三焦經，如做好保健工作，能充分調動身體正氣，使元氣通暢，增強身體抵抗能力。可用一隻手對另一隻手的手腕進行按壓，或沿某一方向做圓周運動；也可用雙手手背進行相互按摩，或用雙手交替對另一手腕周圍進行捏按。此外，還可經常做手指伸縮、互抓、互拍運動，同樣能起到調理氣血、暢通經脈的作用，對手麻有很好的預防作用。

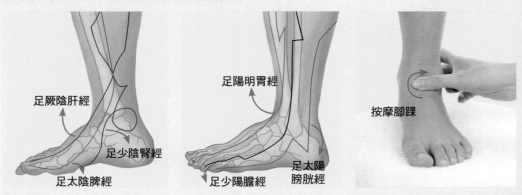

腳踝處有 6 條經絡通過，包括肝經、脾經、腎經、膽經、膀胱經、胃經。對其進行保健時，建議多做腳踝屈伸、旋轉運動，還可用手按摩腳踝或腳趾。經常做此運動，可通達元氣，使血脈通暢，對養腎和養肝有很好的效果，還能起到預防下肢血栓等作用。

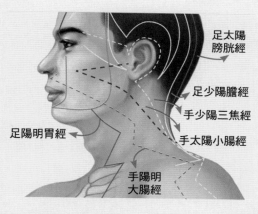

足太陽
膀胱經

足少陽膽經

手少陽三焦經

足陽明胃經

手太陽小腸經

手陽明
大腸經

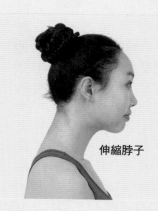

伸縮脖子

脖子是人體陰陽大脈通過的地方,也是臟腑重要經絡通過之處,脖子兩側各有 6 條經脈,即身體中的胃經、膽經、小腸經、大腸經、膀胱經、三焦經經絡,做好脖子的保健,能夠使血脈通暢,並有效預防頸椎病等疾病。平時可像小龜似的做伸縮脖子活動,每次進行 16~32 次,這樣可以起到預防腦血管堵塞的作用。

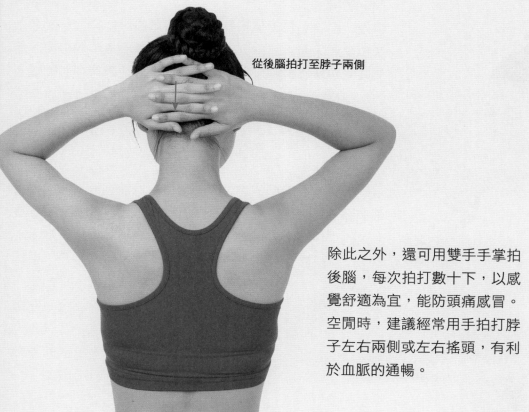

從後腦拍打至脖子兩側

除此之外,還可用雙手手掌拍後腦,每次拍打數十下,以感覺舒適為宜,能防頭痛感冒。空閒時,建議經常用手拍打脖子左右兩側或左右搖頭,有利於血脈的通暢。

99

拍打心經

心經是人體十四經絡之一，突發心臟病的患者可通過按摩或拍打心經上的穴位來爭取救援時間。拍打心經，可有效消除心臟外部的心包積液，解除心臟所受不必要的壓迫，使心臟的功能得到正常的發揮，並將血液輸送到身體各個部位，將堆積的廢物帶走。

注意事項：

① 凝血功能不好的人不適合拍打心經。

② 拍打力度切勿過大。

方法：循著心經走向，由上向下拍打，每日一兩次，每次 3 分鐘左右。

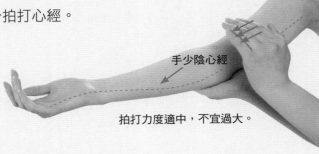

手少陰心經

拍打力度適中，不宜過大。

敲打心包經

中醫所說的心包就是心外面的一層薄膜，能夠代心受過，替心受邪，即外邪侵犯人體時它可代替心去承受侵襲。而敲擊或按揉心包經可使血液流動加快，使附著在血管壁上的膽固醇剝落，隨後排出體外。心包經是循著人體胳膊中線而行，從乳旁到中指間，這就是心包經循行的路線。它非常好找，也便於按摩。

凡是有心腦血管病的患者，都應該好好調理一下心包經。沒有這方面病痛，但壓力比較大的人也要多與它「打交道」，因為它就是生命的「守護神」。如果一個人心腦血管有問題，那他的心包經肯定堵塞了，這時一定要儘早打通心包經。值得一提的是，選心包經時，通常選擇左臂，因為左邊離心臟近。

方法：循著心包經的走向，由上向下敲打或按揉，每日一兩次，每次 3 分鐘左右。

手厥陰心包經

手掌微屈，手指自然併攏，力道適中。

突發 心絞痛

心絞痛常發生在勞累、飽餐、受寒和情緒激動時，突然出現胸骨後範圍不明確的悶痛、壓榨痛或緊縮感，疼痛向右肩、中指、無名指和小指放射。患者自覺心慌、窒息，有時伴有瀕死的感覺。每次發作歷時 1~5 分鐘。不典型的心絞痛表現多種多樣，有時僅有上腹痛、牙痛或頸痛。

主動咳嗽

如果出現呼吸困難，可坐起或將後背墊高，斜靠在床上，備有氧氣設備的可以吸氧。對急性心律失常者，應引導患者咳嗽；咳嗽的能量，有可能使患者轉危為安。

咳嗽能夠使胸腔內壓力驟然升高，促進血液循環，同時咳嗽產生的胸腹腔壓力，對心臟起到了擠壓作用，就好像給患者在體外實施了心臟按壓。有專家認為，這實際上是利用了「胸泵機制」，強迫血液流向大腦，在心臟不能正常跳動的情況下，可以暫時使患者保持清醒。

若發生昏厥，應立即讓患者平臥，抬高下肢 15 秒以增加回心血量，鬆開患者的衣領或過緊的衣服，若意識未能立即恢復，應使患者的頭向後仰，以防舌向後阻塞呼吸道。

心絞痛的家庭急救措施

① 讓患者立即停止一切活動，坐下或臥床休息。含服硝酸甘油片，1~2 分鐘即能止痛，且持續作用半小時；或含服異山梨酯（消心痛）一兩片，5 分鐘奏效，持續作用 2 小時，也可將亞硝酸異戊酯放在手帕內壓碎嗅之，10~15 秒即可奏效。

② 硝酸甘油片和亞硝酸異戊酯皆屬速效擴血管藥物。其中亞硝酸異戊酯效果更快、作用更強，但維持藥效的時間短，僅 7~8 分鐘；而硝酸甘油片可維持藥效達 30 分鐘。由於亞硝酸異戊酯的擴血管作用強，故在用藥後可能出現短暫的低血壓。為防不測，用藥見效後，應立即找地方坐下休息。但是，同時有青光眼的患者上述兩種藥物均不能服用，否則可因眼壓升高而引起劇烈眼痛、頭痛、視力模糊。

③ 若當時無解救藥，也可指掐內關穴或壓迫手臂酸痛部位，也可起到急救作用。

④ 休息片刻，待疼痛緩解後馬上送醫院檢查。如果近期內發生心絞痛次數增加，間隔時間縮短，疼痛加重，持續時間超過 10 分鐘，舌下含硝酸甘油用量增加或效果不好。往往是由於冠狀動脈病變進一步進展，心絞痛呈不穩定型，很可能是心肌梗塞的前驅症狀，應及早到醫院治療，以免延誤病情。

內關穴按壓：寧心安神

位置：前臂掌側、腕橫紋上 2 寸，掌長肌腱與橈側腕屈肌腱之間。
快速取穴：微屈腕握拳，從腕橫紋向上量 3 橫指，兩條索狀筋之間。
按摩手法：用拇指指尖垂直掐按 2~3 分鐘，有痠脹、微痛的感覺為宜。每天 2 次。

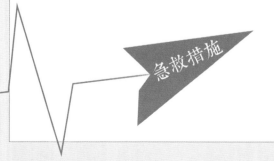

急救措施

耳穴按壓：活氣血

除常規現代醫學治療外，大家不妨可考慮採用中醫方式進行日常保健，增加抵抗力。中醫保健方法有很多，其中以「活血化瘀」法（常用丹參、紅花、川芎、蒲黃、鬱金等）和「芳香溫通」法最為常用。此外，針刺、穴位按摩或耳穴按壓治療也有一定療效。

「耳穴按壓法」這樣進行：

取一根火柴，或是牙籤、細幹樹枝，用其末端，在耳郭的耳輪角中，觸探最敏感的痛點，即耳中穴。然後，持細棒稍加用力按壓此穴，大約1分鐘即可出現止痛的療效，2~3分鐘可以緩解心絞痛。他人操作要比自行操作效果更好些。

臨床觀察採用耳中穴按壓以緩解心絞痛，療效極為顯著。細棒按壓耳中穴時，有刺痛、痠痛、脹痛、灼燒痛以及麻木等感覺，這是正常的反應。可以先壓左側耳中穴，如果按壓效果不明顯，改用右側耳中穴按壓。該法適用於心絞痛較輕者，或緩解期患者，平時可將消毒後的王不留行子放於膠布中間，接著將藥粒對準所選的耳中穴處貼敷。

每日自行按揉藥粒 6~10 次，以局部有發熱，麻痛感為度，每次按揉 10 分鐘。也可於每次發作前或發作時按揉至症狀消失。每 5 天換貼一次，兩耳交替敷貼，該法通過具有活血止痛作用的王不留行子對耳中穴的刺激，可調節植物神經功能，鬆弛血管平滑肌，減少心肌耗氧量，疏通經絡，化瘀通絡，活躍周圍微循環，改善心肌的供血供氧量，從而達到鎮靜、理氣、活血、止痛的目的。

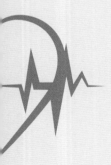

突發 高血壓

高血壓是一種常見的疾病，屬慢性疾病。當高血壓患者出現血壓升高時，會增加心肌梗塞、心臟性猝死、腦出血或腦梗塞以及腎衰竭等惡性事件發生的危險。假如突然出現高血壓急症且在家中發生，這時候該如何急救呢？

家中一般應配備聽診器、血壓錶、常用降壓藥和硝酸甘油製劑等心血管病急救用品，有條件的還可添置氧氣袋。一旦發病，應及時採取正確的急救措施，為搶救患者的生命贏得寶貴的時間。

高血壓的急救方法

① 高血壓危象：因血壓驟然升高而出現劇烈頭痛，伴有噁心、嘔吐、胸悶、視力障礙、意識模糊等神經症狀。

急救措施：此刻患者應臥床休息，並立即採取降壓措施，選用複方降壓片等，還可加服利尿劑，儘量將血壓降到正常水平。對意識模糊的患者要給予吸氧，並立即護送患者到附近醫院急診治療，同時進一步查清高血壓危象的原因和誘因，防止復發。

② 心絞痛：高血壓患者假如有明顯的冠狀動脈粥樣硬化，可能發生心絞痛，發病原因多為情緒波動、勞累或過度飽餐。症狀為胸前區陣發性疼痛、胸悶，可放射於頸部、左上肢，重者有面色蒼白、出冷汗等症狀。

急救措施：這時家人要馬上讓患者安靜休息，並在舌下含硝酸甘油 1 片，同時給予氧吸入，症狀可逐步緩解，若尚不能緩解，需立即備車迅速送醫院急救，以防延誤病情。

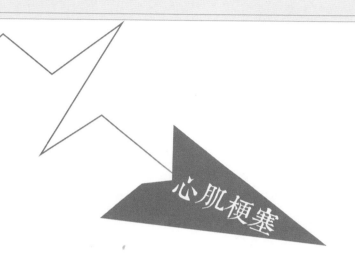

心肌梗塞

③ 急性心肌梗塞：該症狀起病急，常發生劇烈的心絞痛。表現為面色蒼白、出冷汗、煩躁不安、乏力甚至昏厥，症狀和後果比心絞痛嚴重得多，患者有一種不曾經歷的瀕死恐怖樣貌。假如患者突然心悸氣短，呈端坐呼吸狀態，口唇發紺，伴咳粉紅色泡沫樣痰等症狀，應考慮併發急性左心衰竭。

急救措施：此時家人必須讓患者絕對臥床休息，即使飲食和大小便也不要起床，避免加重心臟的負擔，可先服安定、止痛、強心、止喘藥等，同時呼叫救護車急救，切忌乘公共汽車或扶患者步行去醫院，以防心肌梗塞的範圍擴大，甚至發生心搏驟停，危及生命。急性心肌梗塞常常會發生心搏驟停的險情，家人應掌握家庭常用的心跳復蘇救治方法來贏得時間，以等待醫生趕來救治。

④ 腦出血：發病前夕血壓常驟然升高，有明顯的誘因。患者可能先有短暫的頭暈、頭痛、噁心、麻木、乏力等症狀，也可突然發生劇烈頭痛、嘔吐、神志昏迷、口眼歪斜、單側肢體癱瘓等危重症狀。腦出血發生時，應讓患者仰側臥，頭部墊高。

急救措施：此時要讓患者完全臥床，頭部稍墊高，保持平臥，可將患者頭部偏向一側，以便嘔吐物及時排出，避免窒息，可以給予吸氧。要儘快呼叫救護車護送醫院急救，並避免震動，特別要求少搬動患者，因早期搬動可能加重患者出血，家人需注意。

⑤ 急性左心衰：為「急性左心心功能不全」的簡稱，有勞累後呼吸困難或夜間陣發性呼吸困難的病史，有高血壓、肺炎、過度輸液等誘因。臨床表現為嚴重呼吸困難、發紺、咳粉紅色泡沫樣痰，強迫坐位、大汗、口唇輕微發紺、兩肺底可聽到水泡音等，病情危急，可迅速發生心源性休克、昏迷而導致死亡。

急救措施：首先要準確判斷患者的呼吸困難是急性左心衰竭的心源性哮喘還是支氣管哮喘。急性左心衰的「喘」常在睡眠中突然發生，平臥時「喘」明顯加劇，端坐時「喘」減輕；而支氣管哮喘的加重和緩解，與體位改變的關係不明顯。

腦出血

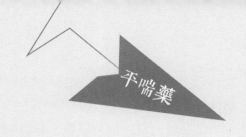

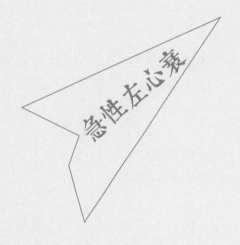

如肯定為急性左心衰竭的「喘」，不能使用哮喘患者常用的各種喘氣霧劑，也不宜口服舒喘靈（沙丁胺醇）等平喘藥，這些藥物只能加重左心衰竭，甚至可導致患者猝死。可舌下含服硝酸甘油、消心痛及開搏通（卡托普利）等藥物。

讓患者採取坐位，可坐在床邊或椅子上，雙腿自然下垂或踩在小板凳上，上身前傾。這種姿勢能有效地減輕心臟的負擔；同時橫膈下降，使肺活量增加，呼吸困難有所緩解。家屬應盡力安慰患者，消除其緊張情緒。家中如有吸氧條件可立即給患者吸氧，氧氣最好能經過濕化瓶再入鼻腔，若將濕化瓶中的水倒出 30%~40%，然後加入等量的酒精，其效果會更佳。

突發 腦梗塞

腦梗塞是有先兆表現的，這些表現主要集中在意識、心臟、肢體、言語、頭部、視力。具體來說，意識上會出現反應遲鈍、呆滯；心臟的反應則是心慌、胸悶；四肢出現肢端疼痛、發涼、麻木、乏力、痠脹；言語含糊、流口水、舌頭發硬發麻；頭痛、頭暈、噁心嘔吐；視物不清、眼前發黑。

腦梗塞急救有效時間僅 3 小時

① 發現患者突然發病後應保持鎮靜，切勿為了弄醒患者而大喊或猛烈搖動昏迷者，這樣只會使病情迅速惡化。正確方法是讓患者平臥，儘快撥打 999。

② 在尚未明確診斷是出血性腦中風或缺血性腦中風時，不要急於用藥，因為兩者用藥是完全不同的。

③ 掌握正確搬運患者的方法。首先，不要急於從地上把患者扶起，最好兩三人同時把患者平托到床上，避免震動；其次，鬆開患者衣領，取出假牙，嘔吐患者應將頭部偏向一側，以免嘔吐物堵塞氣管而窒息；最後，如果有抽搐發作，可用筷子或小木條裹上紗布墊在上下牙間，以防咬破舌頭；患者出現氣急、咽喉部痰鳴等症狀時，可用塑料管或橡皮管插入到患者咽喉部，從另一端用口吸出痰液。

④ 在送醫院前儘量減少移動患者。轉送患者時要用擔架臥式搬抬。如果從樓上抬下患者，要頭部朝上、腳朝下，這樣可以減少腦部充血。在送醫院途中，家屬可雙手輕輕托住患者頭部，避免頭部顛簸。

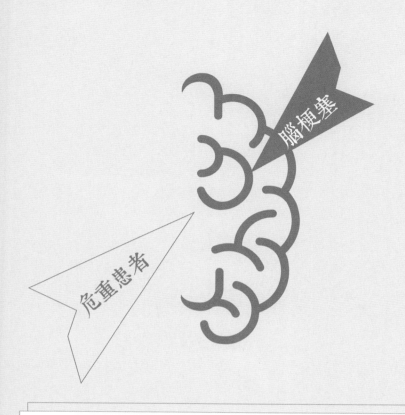

⑤ 對昏迷較深、呼吸不規則的危重患者，儘快撥打 999 請救護人員進行搶救，待病情穩定後再送往醫院。避免盲目減壓，防止缺血區進一步加重。此外還要注意保護癱瘓肢體，避免擦傷。嚴密觀察患者的呼吸、脈搏、體溫和血壓情況，若家中備有血壓計可予患者測血壓，發現升高可口服日常降壓藥。

⑥ 缺血性腦中風的患者大多數神志清醒，應防止患者過度悲傷和焦慮不安。此時應讓患者靜臥，並可安慰患者。同時做一些肢體按摩，這樣可以促進血液循環，防止血壓進一步下降而使缺血加重。

⑦ 可用冰袋或冷毛巾敷在患者前額，以利於止血和降低腦壓。

蛋白質

碳水化合物

水分

脂肪

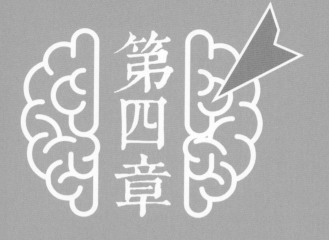

第四章·你以爲你吃對了嗎？

「吃」是我們日常生活中必不可少的組成部分，每天你都會吃各種食物，但是你真的吃對了嗎？尤其對於心腦血管病患者來說，到底什麼該吃什麼不該吃？本章告訴你正確的吃法。

雞肉

- ✅ 提供優質蛋白
- ✅ 溫中益氣、補虛填精、健脾胃

中醫認為雞肉味甘，性微溫，歸入脾、胃二經。因此雞肉對於滋養脾胃有很好的功效，而脾為後天之本，氣血生化之源，所以常吃雞肉還可以益氣養血。

雞肉可以益氣養血，對於貧血引發的心腦血管病也有很好的療效，如果你平時身體較為虛弱或者貧血，不妨多吃點雞肉補補身子。此外脾主運化水液，吃雞肉可以強健脾胃，使水液代謝旺盛，減少有害物質在血管內堆積，降低心腦血管的發病概率。

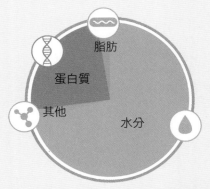

脂肪

蛋白質

其他

水分

（注：此圖示為各主要營養成分所佔大致比例）

 雞肉的營養成分

心腦血管疾病最需注意脂肪的攝入量，但又要保證每天所需的蛋白質能充分攝入，可食用一些蛋白質含量豐富，脂肪相對較少的食物，例如雞肉。

推薦菜單 秋葵拌雞肉

① 先用鹽搓一下秋葵再清洗，能去除表面茸毛。

② 雞肉、秋葵焯熟，加入小番茄。調入適量鹽、黑胡椒、橄欖油，將檸檬汁擠入調勻即可。

雞胸肉　100 克
比起其他部分的雞肉，蛋白質含量更豐富，脂肪含量更低。

秋葵　4~5 根
低能量食物，常吃有利於降低體內脂肪含量，幫助控制體重。

小番茄　4~5 個
生津止渴、涼血平肝，能補血養血，有利於心血管病的調養。

檸檬汁　適量
檸檬中富含的維他命 C 和維他命 P 可以增強血管的彈性。

Q1：雞肉和什麼搭配吃比較好？

海帶：具有降血壓、降血脂的功效，配合雞肉食用可以有效地中和雞肉中多餘的脂肪。

秋葵：黏液中含有水溶性果膠與黏蛋白，可以抑制糖分和膽固醇的吸收，使雞肉中好成分被吸收，壞成分被排除。

木耳：具有清理腸道垃圾的功效，與雞肉一同食用可以益氣潤肺、降脂減肥。

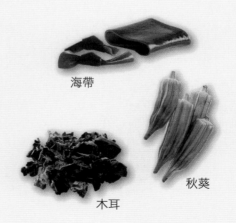

海帶

木耳

秋葵

Q2：烏雞對心腦血管也有好處嗎？

烏雞也是雞的一種，但與其他雞肉不同的是烏雞歸入腎經，但同樣具有溫中益氣、補腎養血的功效。腎在體內主要負責水液的代謝，如果腎不好，我們血管中多餘的水分排不出去，血壓就會上升引起一系列心腦血管疾病。吃烏雞可以滋養腎臟，所以對心腦血管病也是很有好處的。

Q3：怎麼吃雞肉比較好？雞肉應該怎麼挑選？

雞湯並不適合心腦血管病患者食用。因為雞肉中的油脂會融化在湯中，更容易被人體吸收，造成血脂、血膽固醇進一步升高。推薦冷食、涼拌食用。

新鮮的雞肉塊大小不會相差很大，顏色白裡透紅，看起來比較鮮亮，手感比較光滑。如果雞肉注過水的話，肉質會顯得特別有彈性，皮上有紅色針點，針眼周圍呈烏黑色，用手去摸，會感覺表面高低不平，就像肉內有一個個大小不等的腫塊。

Q4：什麼體質的人適合吃雞肉？

雞肉有溫中益氣的功效，比較適合氣虛質、陽虛質、陰虛質的人食用，而內火偏旺、痰濕偏重的人吃雞肉容易加重痰濕等狀況，因此不建議食用。平和體質的人大多數食材建議食用，沒有特殊要求。

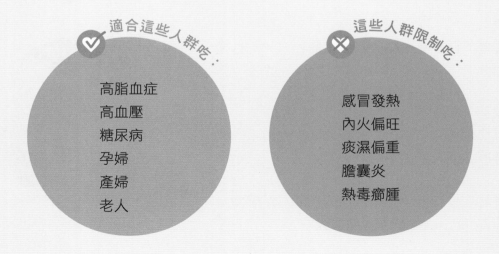

適合這些人群吃：

高脂血症
高血壓
糖尿病
孕婦
產婦
老人

這些人群限制吃：

感冒發熱
內火偏旺
痰濕偏重
膽囊炎
熱毒癤腫

牛肉

- ✅ 富含蛋白質
- ✅ 補中益氣、滋養脾胃、強健筋骨

中醫認為牛肉性平，味甘，入大腸、胃經，具有強筋壯骨、補虛養血、化痰熄風的作用。可治虛損羸瘦、消渴、脾弱不運、痞積、水腫、腰膝酸軟等症。

牛肉含有豐富的蛋白質、脂肪、B 族維他命、菸酸、鈣、磷、鐵、膽甾醇等成分。其蛋白質、氨基酸組成比豬肉更接近人體需要，能提高機體抗病能力，對生長發育及手術後、病後調養的人在補充失血和修復組織等方面特別適宜。

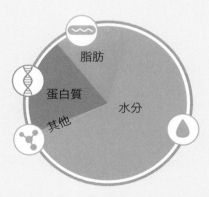

（注：此圖示為各主要營養成分所佔大致比例）

牛肉的營養成分

牛肉富含蛋白質，含脂肪和膽固醇較低，適合肥胖者、高血壓、血管硬化、冠心病患者食用。其中維他命 B_6 可增強人體免疫力，促進蛋白質新陳代謝和合成。

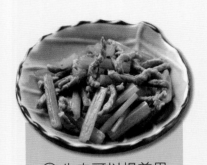

芹菜炒牛肉

① 牛肉可以提前用生抽、澱粉、胡椒粉等調味料醃製。

② 牛肉切絲,芹菜切段;鍋倒油燒熱,下牛肉、薑絲翻炒,烹入料酒,翻炒牛肉至變色。下芹菜翻炒,放鹽,炒至牛肉熟爛即可。

牛肉　200 克
牛肉的脂肪含量較低,比起其他肉類相對不易發胖。

芹菜　100 克
能降低血壓、調整血脂,可預防和治療高血壓、高脂血症。

薑絲　適量
有加快人體新陳代謝、通經絡等作用,可溫中散寒,健胃活血。

鹽　適量
每天鹽的攝取量不得超過 5 克,高血壓患者要注意低鹽飲食。

Q1:牛肉適宜和什麼搭配食用?

青椒:富含維他命 C,適合高血壓、高脂血症的患者食用。青椒與牛肉同食,可促進人體的消化和吸收。

菠菜:富含胡蘿蔔素、鈣、鐵等營養素。菠菜和牛肉同食,可以補脾胃、益氣血、強筋骨、健腦強智、澤膚健美。

白蘿蔔:富含碳水化合物和多種維他命。白蘿蔔和牛肉一起食用,有利五臟、益氣血的功效。

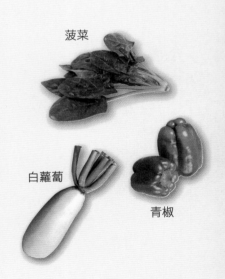

菠菜

白蘿蔔

青椒

Q2：虛勞羸瘦可以吃一些牛蹄筋嗎？

牛蹄筋是附在牛蹄骨上的韌帶，是一種很好的烹飪原料。牛蹄筋中含有豐富的蛋白聚糖和膠原蛋白，脂肪含量也比肥肉低，並且不含膽固醇，具有強筋壯骨之功效，對腰膝酸軟、身體瘦弱者有很好的食療作用，有助於青少年生長發育，能減緩中老年婦女骨質疏鬆的速度。

Q3：牛肉應該怎麼挑選？

一看：看肉皮有無紅點，無紅點是好肉，有紅點的是注水肉；看肌肉，新鮮肉有光澤，紅色均勻，較次的肉，肉色稍暗；看脂肪，新鮮肉的脂肪潔白或淡黃色，次品肉的脂肪缺乏光澤，變質肉脂肪呈綠色。

二聞：新鮮肉略帶腥氣，較次的肉有氨味或酸味。

三摸：摸彈性，新鮮肉有彈性，指壓後凹陷立即恢復，次品肉彈性差，指壓後凹陷恢復慢甚至不能恢復；摸黏度，新鮮肉表面微乾或微濕潤，不黏手，不新鮮肉外表乾燥或黏手，新切面濕潤黏手。

Q4：什麼體質的人適合吃牛肉？

牛肉有補脾胃、益氣血、強筋骨、消水腫等功效。適宜生長發育、術後、病後調養、中氣下隱、氣短體虛、筋骨酸軟、貧血久病及面黃目眩之人食用。患感染性疾病、肝病、腎病的人慎食。黃牛肉為發物，患瘡疥濕疹、痘痧、瘙癢者慎用。

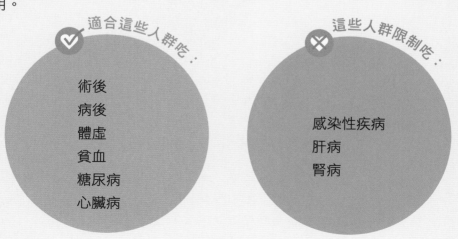

適合這些人群吃：
術後
病後
體虛
貧血
糖尿病
心臟病

這些人群限制吃：
感染性疾病
肝病
腎病

鴨肉

- ✅ 含不飽和脂肪酸
- ✅ 大補虛勞、消毒熱、利臟腑

鴨肉性寒，味甘，入肺、胃、腎經。可大補虛勞、滋五臟之陰、清虛勞之熱、補血行水、養胃生津、止咳自驚、清熱健脾、虛弱浮腫。可用於治身體虛弱、病後體虛、營養不良性水腫。

鴨肉中的脂肪主要是不飽和脂肪酸，可起到降低膽固醇的作用，對預防高血壓有益。鴨肉中的 B 族維他命能促進熱量代謝，對血脂異常患者控制體重有幫助。同時鴨肉中的不飽和脂肪酸能降低膽固醇，起到控制血脂的作用。

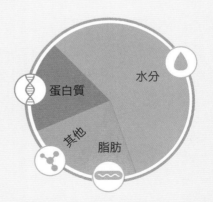

蛋白質

水分

其他　脂肪

（注：此圖示為各主要營養成分所佔大致比例）

 鴨肉的營養成分

有豐富的蛋白質、維他命 A 和鉀、鈉等，可強化骨骼、平衡體質。鴨肉含有菸酸，對「三高」造成的心腦血管病具有食療作用。

推薦菜單

馬鈴薯桂圓燒鴨

① 沸水中加薑片，將鴨肉焯一下，能去除腥味。
② 油鍋燒熱，下鴨肉和薑片翻炒，下馬鈴薯塊，加大料、桂圓肉翻炒，倒入高湯，加鹽調味，大火煮開，轉小火燒至肉熟爛，收汁即可。

鴨肉　150 克
鴨肉有利小便、除水腫的功效，對糖尿病患者也有益。

馬鈴薯塊　200 克
馬鈴薯含澱粉多、脂肪少、熱量低，適合心腦血管病患者食用。

桂圓肉　3 顆
桂圓具有補心脾、益氣血、安心神的功效。

薑　適量
薑切片，可作調味料。

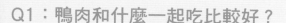

Q1：鴨肉和什麼一起吃比較好？

海帶：具有降血脂、降血糖、調節免疫、抗凝血、抗腫瘤、排鉛解毒和抗氧化等功效。海帶和鴨肉一起食用，能軟化血管，降低血壓，緩解心臟病。

山藥：具有健脾益氣的作用，經常食用可提高機體的免疫力。山藥還有滋養皮膚，健美養顏，延緩衰老的療效。山藥和鴨肉搭配食用，可以健脾止渴，固腎益精，對心腦血管病患者有利。

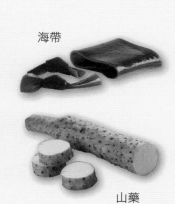
海帶

山藥

Q2：填鴨怎樣吃？

填鴨，指一種強制肥育的飼鴨方法，在鴨子生長的一定時期，按時把做成長條的飼料從鴨嘴填進去，減少鴨子的運動量，使其快速增重。填鴨具有飼養時間短，育肥快的特點。而且其肥瘦分明，皮下脂肪厚，鮮嫩適度，不腥不酸，還保留了鴨肉原有的營養價值，是製作烤鴨的最理想原料。

Q3：鴨肉怎樣吃比較好？怎樣挑選鴨肉？

鴨肉可煮食，煲湯或紅燒，可製成烤鴨、板鴨、鴨骨湯等佳餚。但鴨肉性寒，素體虛寒、腹瀉清稀、腰痛及寒性痛經者不宜食用，肥胖、慢性腸炎者也應少食。

新鮮的鴨肉有光澤，有香味，手指按壓時有彈性，外表微乾或微濕潤，不黏手。變質的鴨肉顏色暗淡，用手指按壓後凹陷不能恢復，切面上有黏液，可以聞到異常氣味；如是死後屠宰的，則肉色暗紅，有青紫色斑，血管中有紫紅色血液淤積。

Q4：什麼體質的人適合吃鴨肉？

鴨肉性涼，適用於體內有熱、上火的人食用。低熱、體質虛弱、食慾不振、大便乾燥和水腫的人，食之更佳。同時適宜營養不良，產後病後體虛、盜汗、遺精、咽乾口渴者食用。

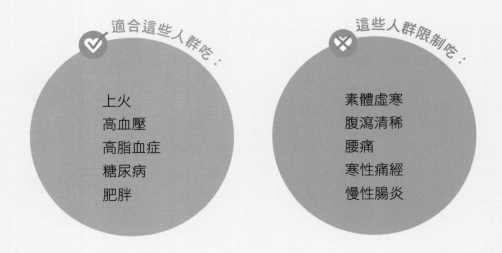

適合這些人群吃：

上火
高血壓
高脂血症
糖尿病
肥胖

這些人群限制吃：

素體虛寒
腹瀉清稀
腰痛
寒性痛經
慢性腸炎

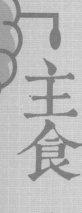

主食　你最離不開的

燕麥

- 富含可溶性膳食纖維
- 益肝和胃、抗氧化

燕麥性平，味甘，入肝、脾、胃經，具有益肝和胃、養顏護膚等功效，有降低血壓、膽固醇，防治大腸癌、心臟疾病的醫療價值和保健作用。

燕麥中含有的可溶性膳食纖維 β - 葡聚糖，能大量吸納體內膽固醇，並促使其排出體外；燕麥中含有豐富的亞油酸，可降低血液中的膽固醇；燕麥是穀物中唯一含有皂苷的作物，可調節腸胃功能、降低膽固醇。

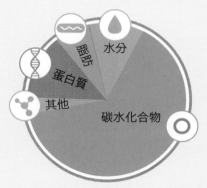

脂肪

水分

蛋白質

其他

碳水化合物

（注：此圖示為各主要營養成分所佔大致比例）

燕麥的營養成分

燕麥含粗蛋白質、磷、鐵、鈣等元素，以及酚類、甾醇、維他命 E 等抗氧化物，有清除自由基、降低血清膽固醇和抑制低密度脂蛋白氧化等功能。

121

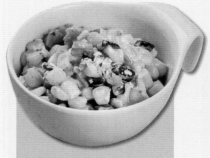

燕麥沙律

燕麥　150克
含有豐富的膳食纖維，易引起飽腹感，具有減肥的功效。

粟米粒　100克
粟米營養成分比較全面，且含纖維素，能幫助人體排出毒素。

① 燕麥煮熟，加梨汁作為醬汁。粟米粒煮熟，加入青瓜丁、彩椒丁，將燕麥醬汁淋在上面即可。
② 也可用沙律醬代替梨汁。

青瓜　50克
能降低膽固醇，其中所含的丙醇二酸還有利於糖尿病患者。

彩椒　30克
維他命綜合含量居於蔬菜之首，還能促進血液循環。

Q1：燕麥和什麼一起食用比較好？

山藥： 所含膽鹼和卵磷脂有助於提高記憶力。山藥和燕麥同食，可益壽延年，是糖尿病、高血壓、高脂血症患者的佳餚。

南瓜： 富含礦物質，其中鈷的含量高於其他蔬菜。鈷能活躍人體的新陳代謝，促進造血功能，並參與人體內維他命 B_{12} 合成，是人體胰島細胞必需的微量元素，糖尿病患者宜多吃南瓜。南瓜和燕麥同食，可有效降低血壓和血脂。

山藥
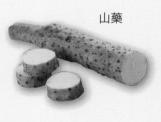

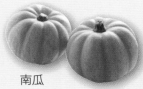
南瓜

Q2：麥片是燕麥嗎？

麥片和燕麥不是同一種東西。純燕麥片是由燕麥粒軋製而成，呈扁平狀，直徑約相當於黃豆粒，形狀完整。經過速食處理的速食燕麥片有些散碎感，但仍能看出其原有形狀。麥片則是多種穀物混合而成，如小麥、大米、粟米、大麥等，其中燕麥只佔一小部分，甚至根本不含有燕麥。

Q3：燕麥有什麼健康的吃法？

在選擇燕麥的時候要優先選擇沒有甜味的燕麥片。天然穀物是不含糖分的，市場中購買的燕麥片，為了增加其口感，往往添加一些甜味劑，使其含糖量明顯增加。需要控制血糖的人要注意買純燕麥片。

純燕麥片味道清淡，口感黏稠，刺口。而速食燕麥片，大多加了糖分和糊精，讓燕麥片有益預防心血管病的好處打折扣。從健康角度來説，自己煮純燕麥片最大限度地保留了燕麥本身含有的營養成分。並可以提供最大的飽腹感，血糖上升速度最慢。

Q4：什麼體質的人適合吃燕麥？

適宜產婦、老年人以及空勤、海勤人員食用；適宜慢性病患者、脂肪肝、糖尿病、肥胖、水腫、習慣性便秘者食用；適宜體虛自汗、多汗、易汗、盜汗者食用；適宜高血壓、高脂血症、動脈硬化者食用。

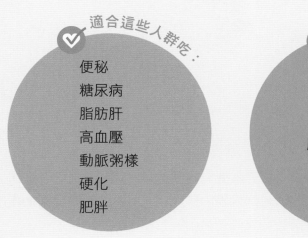

適合這些人群吃：
便秘
糖尿病
脂肪肝
高血壓
動脈粥樣
硬化
肥胖

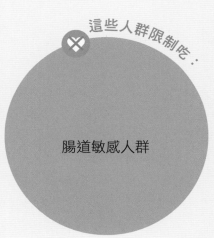

這些人群限制吃：
腸道敏感人群

粟米

- ✅ 含不飽和脂肪酸
- ✅ 降低膽固醇、降血脂

粟米性平，味甘、淡，入腎、肝、膽經，能降血脂、降膽固醇，且能刺激腸胃蠕動，對有腸胃不適症狀的心肌梗塞患者有好處。

粟米中富含不飽和脂肪酸，與粟米胚芽中的植物甾醇、維他命 E 協同作用，可降低血液膽固醇並防止其沉積於血管壁。因此，粟米對冠心病、動脈粥樣硬化、高脂血症及高血壓等都有一定的預防和治療作用。粟米含有的玉米黃質可以抵禦自由基侵害，並可預防視力下降。粟米是高膳食纖維的穀物，能刺激腸胃蠕動，加速糞便排泄。

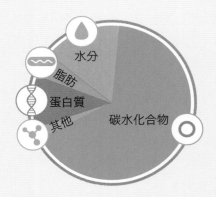

水分
脂肪
蛋白質
其他
碳水化合物

（注：此圖示為各主要營養成分所佔大致比例）

🌾 粟米的營養成分

粟米所含鎂元素能夠舒張血管，預防缺血性心臟病。所含亞油酸可抑制膽固醇吸收，對降低血壓起輔助作用。所含菸酸也具降低膽固醇、軟化血管等作用。

推薦菜單 冰糖五彩粟米羹

① 最好使用新鮮粟米，如果使用罐裝粟米，最好提前焯一下。
② 蒸熟嫩粟米粒；菠蘿洗淨，切丁；青豆洗淨。
③ 鍋中加水，放入菠蘿丁、青豆、粟米粒、冰糖，煮 5 分鐘，用水澱粉勾芡。
④ 雞蛋打散，入沸水鍋內成蛋花，燒開後即可。

嫩粟米粒　30 克
可刺激腸胃蠕動，有利於有腸胃症狀的心肌梗塞患者。

雞蛋　1 個
含有優質蛋白，飽和脂肪酸含量較少，對心腦血管病影響小。

青豆　30 克
含有止杈酸、赤黴素和植物凝素等物質，有抗菌消炎的功效。

菠蘿　60 克
含有一種菠蘿朊酶，能溶解機體中的纖維蛋白和血凝塊，改善炎症和水腫。

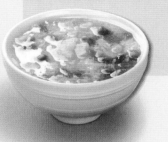

Q1：粟米和什麼搭配吃比較好？

松子：所含的不飽和脂肪酸和大量礦物質如鈣、鐵、磷等，能增強血管彈性，維護毛細血管的正常狀態，降低血脂，預防心血管病；並能給機體組織提供豐富的營養。粟米和松子同食，能輔助治療脾肺氣虛。

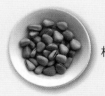

松子

洋葱：能清除體內氧自由基，增強新陳代謝能力，抗衰老，預防骨質疏鬆，是適合中老年人的保健食物。粟米和洋葱同食，生津止渴、降糖降脂。

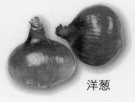

洋葱

Q2：粟米鬚有什麼作用？

粟米鬚又稱「龍鬚」，高脂血症、高血壓、糖尿病患者喝了粟米鬚水，可以降血脂、降血壓、降血糖。粟米鬚有利尿作用，可以增加鈉排出量，所以對各種原因引起的水腫都有一定的療效。粟米鬚對末梢血管有擴張作用，所以有降壓效果。粟米鬚食用無禁忌，但不宜過量服用。

Q3：粟米都有哪些品種？粟米可以怎樣吃？

粟米主要分為常規粟米和特用粟米，常規粟米為普遍種植的黃粟米；特用粟米有甜粟米、糯粟米和爆裂粟米，爆裂粟米為做爆米花專用的粟米。新興的特用粟米有高油粟米、優質蛋白粟米和紫粟米。可選用不同的粟米品種。

吃粟米前，要將粟米清洗乾淨，粟米鬚可以不除去。但不要使用洗滌劑清洗粟米，洗滌劑本身含有的化學成分容易殘留在粟米上，對人體健康不利。最好的辦法是使用鹽水沖洗。但不要在水中浸泡過長時間，否則粟米內的維他命會悉數流失，使營養價值降低，而且溶解於水的農藥有可能會反滲入粟米中。

Q4：什麼體質的人適合吃粟米？

健康的人都可以吃粟米，但是腎有問題的人要注意不吃或少吃，消化不良者少吃。

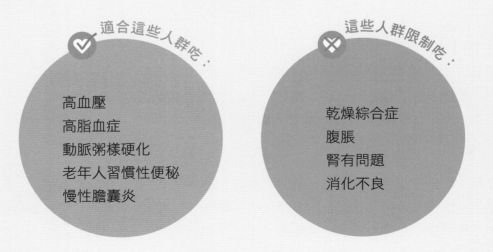

適合這些人群吃：

高血壓
高脂血症
動脈粥樣硬化
老年人習慣性便秘
慢性膽囊炎

這些人群限制吃：

乾燥綜合症
腹脹
腎有問題
消化不良

蕎麥

- ☑ 擴張毛細血管壁
- ☑ 開胃寬腸，下氣消積

蕎麥性涼，味甘，入脾、胃、膀胱經，具有健胃、消積、止汗的功效，有抗菌、消炎、止咳、平喘、祛痰的作用，能調節心肌功能，軟化血管，降低血清膽固醇。

蕎麥中含有的維他命Ｐ成分可擴張毛細血管壁，抑制血壓升高。蕎麥中含有豐富的膳食纖維，可減少腸道對膽固醇的吸收，並促進其排出體外，從而消除多餘脂肪。蕎麥含有豐富的鎂，既可降低血清膽固醇，又能防止游離鈣在血管壁上沉積。菸酸具有擴張微血管和降低血液膽固醇的作用。

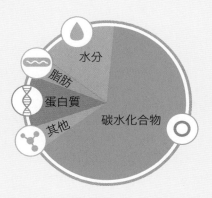

（注：此圖示為各主要營養成分所佔大致比例）

🌾 蕎麥的營養成分

蕎麥中的蛋白為營養價值高、平衡性良好的植物蛋白質，它在體內不易轉化成脂肪。蕎麥還富含鉀、鎂、硒、銅、鐵等礦物質。鉀元素有助於降低血壓。

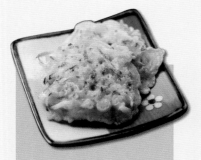

推薦菜單 翠玉瓜蕎麥餅

蕎麥麵粉　200 克
富含黃酮類化合物，能促進細胞增生和防止血細胞的凝集。

小麥麵粉　150 克
富含蛋白質、碳水化合物、維他命和礦物質，有養心益腎功效。

① 蕎麥麵粉、小麥麵粉混合，打入雞蛋，加入適量鹽、水，攪成麵糊，放入翠玉瓜絲攪勻，入鍋，煎至兩面金黃即可。
② 也可將水換成牛奶，口感更好。

雞蛋　1 個
雞蛋可補陰益氣，除煩安神，補脾和胃，可改善血清脂質。

翠玉瓜絲　70 克
富含維他命 C、鈣等，具有除煩止渴、潤肺止咳的功效。

Q1：蕎麥和什麼搭配食用比較好？

羊肉： 富含蛋白質、脂肪、磷、鐵、鈣、維他命 B_1、維他命 B_2 和菸酸、膽甾醇等成分。羊肉和蕎麥同食，可溫中散寒、調節血糖。

蜂蜜： 所含的果糖和葡萄糖易吸收，常服蜂蜜對治療心臟病、高血壓有輔助作用。蜂蜜和蕎麥同食，可以引氣下降、止咳。

豬肉： 能提供人體必需的脂肪酸。豬肉和蕎麥同食既補充營養，又可延緩餐後血糖升高。

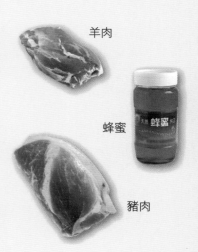

羊肉

蜂蜜

豬肉

Q2：蕎麥殼有什麼妙用？

蕎麥殼能清腦明目，失眠多夢、頭暈耳鳴的人可以用蕎麥殼做枕芯，不僅有助於睡眠，還能促進血液循環。挑選質量輕、柔韌度好的生蕎麥殼填充枕頭最佳。長期使用，對頸椎也很有好處。

Q3：蕎麥怎樣吃比較好？如何選購蕎麥？

蕎麥米口感粗糙，不要單獨食用，與大米、白麵等細糧同食，可緩解粗糙的口感。而且蕎麥中賴氨酸含量較低，而大米中賴氨酸含量較高，二者搭配可實現營養互補。另外，蕎麥一次不可食用太多，否則易造成消化不良。

Q4：什麼體質的人適合吃蕎麥？

適宜食慾不振、飲食不香、腸胃積滯、慢性泄瀉之人食用；同時適宜出黃汗之人和夏季痧症者、糖尿病患者多食。脾胃虛寒、消化功能不佳、經常腹瀉、體質敏感之人不宜食用。

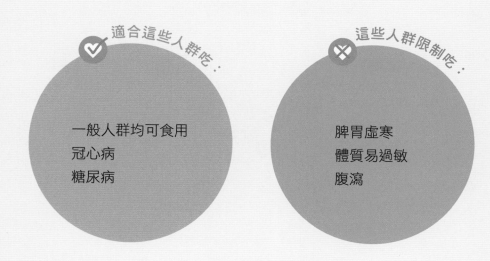

適合這些人群吃：

一般人群均可食用
冠心病
糖尿病

這些人群限制吃：

脾胃虛寒
體質易過敏
腹瀉

小米

- ✓ 抑制血管收縮
- ✓ 健脾和胃、補益虛損、和中益腎、
  除熱解毒

小米性涼，味甘、鹹，入腎、脾、胃經，具有健脾和胃、補益虛損、和中益腎、除熱解毒的功效，可以防治消化不良。

小米可抑制血管收縮，降血壓。小米富含的維他命 B_1、維他命 B_2，可改善消化不良、反胃嘔吐。小米中所含的 B 族維他命、鈣、磷、鎂等營養成分能夠抑制血管收縮，達到降壓的目的。小米中的菸酸能夠降低血液中的膽固醇和脂肪含量，減少人體對膽固醇和脂肪的吸收，起到控制血脂的作用。

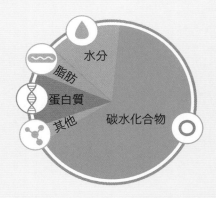

水分

脂肪

蛋白質

其他　　碳水化合物

（注：此圖示為各主要營養成分所佔大致比例）

🌾 小米的營養成分

小米含有碳水化合物、脂肪、蛋白質、維他命 B_2、菸酸、鈣、鐵、膳食纖維等營養成分。蛋白質的含量比大米高。

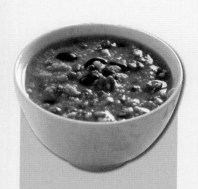

推薦菜單 雙豆小米粥

① 黑豆、紅豆提前泡好。

② 鍋中燒水，水燒沸後放入黑豆和紅豆煮至開花，再倒入小米煮至粥成，加入花生碎即可。

③ 可以在粥裡加入紅棗和紅糖食用。

小米　50克
小米含較多的鐵和無機鹽，具有滋陰養血的功效。

黑豆　15克
能滋陰補腎、補血明目。含有尿激酶，能溶解血管中的血栓。

紅豆　15克
紅豆中的纖維素和鉀能將膽固醇和鹽分排出體外。

花生碎　適量
花生有助於止血凝血，對多種出血性疾病有一定的止血作用。

Q1：小米和什麼搭配食用比較好？

黃豆：富含大豆脂肪，大豆脂肪可阻止膽固醇的吸收。黃豆和小米搭配食用，可以保健眼睛和滋養皮膚。

桂圓：富含葡萄糖、蔗糖和蛋白質等，含鐵量也較高，可促進血紅蛋白再生。桂圓和小米同食，再加適量紅糖，可補血養顏、安神益智。

肉類：含有大量的氨基酸，和小米一起食用，可彌補小米中賴氨酸的不足，令營養更豐富、更合理。

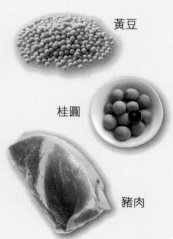

黃豆

桂圓

豬肉

131

Q2：小米可以怎樣吃？

小米可蒸飯、煮粥，也可磨成粉後製作餅、發糕等食品，煮粥時可單獨煮熬，亦可添加紅棗、紅豆、紅薯、蓮子、百合等，熬成風味各異的營養品。與黃豆或肉類食物混合食用，可令營養更豐富、更合理。小米除食用外，還可釀酒、製飴糖。

小米還可以釀造酒、醋，南方人喜歡喝的小米黃酒，還有山西部分陳醋的主要原料就是小米。釀造小米酒（或稱黃米酒）只能使用糯性小米才可以釀製。紅色、黑色小米多為糯性小米，白色、黃色、紫色和橙的小米多為粳性小米。

Q3：怎樣的小米比較好？

常見的小米顏色為淡黃色。優質小米米粒大小、顏色均勻，呈乳白色、黃色或金黃色，有光澤，少有碎米，無蟲，無雜質。嚴重變質的小米，手撚易成粉狀，碎米多。取少量待測小米放於軟白紙上，用嘴哈氣使其潤濕，然後用紙撚搓小米數次，觀察紙上是否有輕微的黃色，如有黃色，説明待測小米中染有黃色素。

Q4：什麼體質的人適合吃小米？

老人、產婦、患者宜用的滋補品。氣滯者忌用。素體虛寒、小便清長者少食。

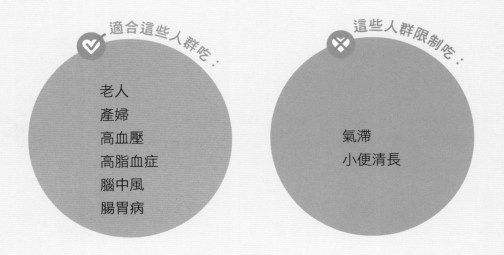

適合這些人群吃：

老人
產婦
高血壓
高脂血症
腦中風
腸胃病

這些人群限制吃：

氣滯
小便清長

薏米

☑ 降低膽固醇

☑ 利水消腫、健脾去濕、舒筋除痺、清熱排膿

薏米性微寒，味甘、淡，入脾、胃、腎經，具有利水消腫、健脾去濕、舒筋除痺、清熱排膿等功效，能促進體內血液和水分的新陳代謝，有利尿、消水腫的作用。

薏米中的氨基酸和膳食纖維有健脾養胃的功效，適宜脾胃虛弱的高血壓患者食用。薏米中所含水溶性膳食纖維，能降低血液中膽固醇和甘油三酯，可預防高血壓、高脂血症等疾病的發生。薏米油對細胞免疫、體液免疫有促進作用。薏米的營養價值很高，是盛夏消暑佳品。

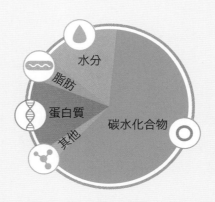

水分

脂肪

蛋白質

其他

碳水化合物

（注：此圖示為各主要營養成分所佔大致比例）

薏米的營養成分

薏米富含澱粉、蛋白質、多種維他命及人體所需的氨基酸。其中所含維他命 B_1、維他命 B_2 有使皮膚光滑，減少皺紋，消除色素斑點的功效。

推薦菜單 山藥薏米粥

① 薏米提前用涼水浸泡，山藥切丁，放入水中浸泡。

② 將薏米、山藥和大米一同放入鍋中，加適量水煮粥，撒上黑芝麻即可。

③ 也可以加黃豆打成豆漿飲用。

薏米　50克
有擴張血管和降低血糖的作用，對降壓、降糖有特殊功效。

山藥　50克
含有人體所必需的多種氨基酸，可增強人體免疫功能。

大米　50克
富含鉀、硒等多種礦物質，有利於預防心血管疾病的發生。

黑芝麻　適量
鉀鈉含量比例 40:1，是控制血壓和保持心臟健康的食物。

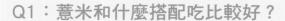

Q1：薏米和什麼搭配吃比較好？

紅豆：有滋補強壯，健脾養胃，利水除濕，和氣排膿，清熱解毒，通乳汁和補血的功能，可用於跌打損傷，瘀血腫痛。紅豆和薏米同食，可預防貧血。

銀耳：具有補脾開胃的功效，又有益氣清腸、滋陰潤肺的作用。既能增強人體免疫力，又可增強腫瘤患者對放療、化療的耐受力。銀耳和薏米同食，可滋補生津，常食可防治脾胃虛弱、肺胃陰虛。

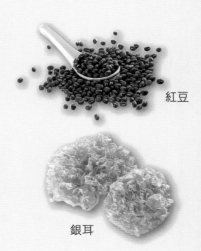

紅豆

銀耳

Q2：儲存薏米需要注意什麼？

薏米夏季受潮極易生蟲和發黴，故應儲藏於通風、乾燥處，儲藏前要篩選出薏米中的粉粒、碎屑，以防止生蟲和生黴，少量薏米可密封於缸中和罈中，對於少量已經發黴的薏米，可用水洗乾淨後再曬乾，如發現生蟲的薏米要和其他分開，以免蟲害氾濫。

Q3：薏米可以怎樣吃？薏米怎樣挑選？

淘洗薏米的時候要注意，先用冷水輕輕淘洗，不要用力揉搓，再用冷水浸泡一會兒。泡薏米用的水最好與薏米同煮，不要丟棄，這樣可以避免薏米中所含的營養物質在浸泡中受到損失。

薏米較難煮熟，在煮之前需用水浸泡 2~3 小時，讓它充分吸收水分後就很容易熟了。薏米可與其他食材煮粥或煲湯食用。與冬瓜、綠豆煮粥，有較好的降血脂和降暑利濕的功效。夏秋季用薏米和冬瓜煲湯，能清暑利濕。

選購薏米時，應挑選質硬有光澤，顆粒飽滿的。顏色呈白色或黃白色較佳。堅實，多為粉性，且味甘淡或微甜者為上品。

Q4：什麼體質的人適合吃薏米？

舌色發紅，一般為陽盛或陰虛，這樣的脾虛者可以用薏米；若舌苔發白，就是陽虛或陰盛，很可能是腎脾兩虛，雖然薏米可利水滲濕、健脾止瀉，但是可能會因寒涼作用，使小便清長，甚至失禁。

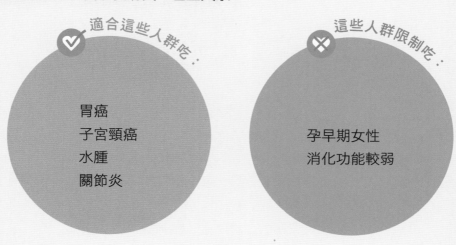

適合這些人群吃：

胃癌
子宮頸癌
水腫
關節炎

這些人群限制吃：

孕早期女性
消化功能較弱

綠豆

- ☑ 利尿降壓
- ☑ 清熱解毒、利尿下氣

綠豆性寒，味苦，入脾、胃、心、肝經，有清熱解毒、消暑、利尿、祛痘的作用，還可以降低血壓和膽固醇，防止動脈粥樣硬化。

綠豆可以清熱解毒，兼具利尿下氣功效，含有豐富的鉀元素，能夠促進體內多餘鈉的排出，防止鈉引起的血壓升高。綠豆中的膳食纖維能夠促使膽固醇和脂肪排出體外，有降低膽固醇和降脂減肥的功效。綠豆中的植物固醇可減少腸道對膽固醇的吸收，阻止膽固醇合成，降低血清膽固醇含量，適合血脂異常患者食用。

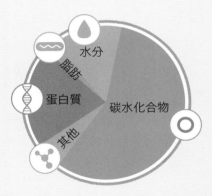

（注：此圖示為各主要營養成分所佔大致比例）

🌾 綠豆的營養成分

綠豆富含蛋白質、膳食纖維、碳水化合物、鈣、鐵、磷、鉀、鎂 等營養成分。能夠促進體內多餘鈉的排出，防止鈉引起的血壓升高，維持穩定的血壓。

推薦菜單 綠豆雞蛋煎餅

① 綠豆粉、小米粉加水和成麵糊。

② 平底鍋塗植物油,將麵糊攤平,待薄餅凝固時,打上雞蛋,用刮板攤平,撒黑芝麻。

③ 將餅翻面,刷大醬,撒葱花,捲起即可。

④ 可以在煎餅裡加入生菜、椰菜等蔬菜食用。

綠豆粉 50 克
清熱解毒,利尿,降血壓,是高血壓、糖尿病患者的好食物。

小米粉 30 克
有健脾和胃的功效,能抑制血管收縮,起到降血壓的作用。

雞蛋 1 個
雞蛋可補陰益氣、除煩安神、補脾和胃,改善血清脂質。

調味品 適量
調味品包括植物油、大醬或腐乳醬、葱花、黑芝麻等。

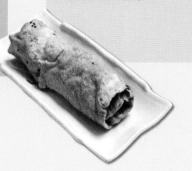

Q1:綠豆和什麼搭配食用比較好?

南瓜:含有果膠,能黏結和消除體內細菌毒素。南瓜和綠豆同食,對夏季傷暑心煩、身熱口渴等症有一定療效。

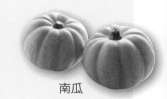

南瓜

薏米:有健脾養胃的功效,適宜脾胃虛弱的高血壓患者食用。薏米和綠豆同食,可改善膚質,治療腳氣病。

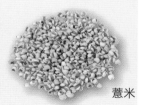

薏米

海帶:具有降血脂、降血糖、調節免疫、抗凝血、抗腫瘤、抗氧化等功效。海帶和綠豆同食,可以加大降血脂的功效。

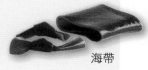

海帶

Q2：綠豆如何儲存？

在夏季悶熱的氣候下，綠豆容易生蟲，買回的綠豆可以存放在塑料盒或者塑料瓶裡；當年夏天吃不完的綠豆也可以這樣存放，可以保存到第二年的夏天。也可以放在瓶子裡，再放到雪櫃裡面保存。

Q3：怎樣吃綠豆比較好？怎樣挑選綠豆？

綠豆與槐花、荷葉煮粥食用，可去脂降壓、清熱解毒，非常適合血壓高、血脂異常人群食用。但綠豆忌用鐵鍋煮，因為綠豆中含有元素單寧，在高溫條件下遇鐵會生成黑色的單寧鐵，喝了以後會對人體有害。

優質綠豆外皮蠟質，子粒飽滿、均勻，很少破碎。要挑選無黴爛、無蟲口、無變質的。新鮮綠豆為鮮綠色，老的綠豆發黃。看綠豆是否被污染，一看是否乾癟有皺紋，二聞是否有刺激性氣味。大小勻稱，無雜質和蟲眼的綠豆為佳；劣質綠豆裡含沙石等雜質，且水分偏大，易受潮生黴，用手伸進綠豆口袋有潮濕感。

Q4：什麼體質的人適合吃綠豆？

綠豆能清熱解毒、消暑除煩、止渴健胃。寒涼體質的人，例如有四肢冰涼、腹脹、腹瀉便稀等症狀者，不適宜太頻繁飲用綠豆湯，吃了綠豆反而會加重症狀，甚至引發其他疾病。

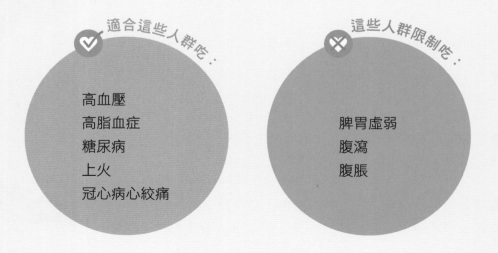

適合這些人群吃：

高血壓
高脂血症
糖尿病
上火
冠心病心絞痛

這些人群限制吃：

脾胃虛弱
腹瀉
腹脹

黑豆

- ✅ 清潔血管
- ✅ 補腎益陰、健脾利濕、除熱解毒

黑豆性平、微寒，味甘，入脾、胃經，具有補腎益陰、健脾利濕、除熱解毒的功效，能清潔血管，促進血液流通。

黑豆中的鉀能夠促進排除人體多餘的鈉，皂苷可清潔血管，促進血液循環，對高血壓、高脂血症患者很有益。黑豆中的鈣、鎂等礦物質能緩解內臟平滑肌，擴張血管，緩解高血壓症狀。黑豆中的不飽和脂肪酸不會沉積在血管壁上，還可降低血液中膽固醇和甘油三酯的含量。黑豆中的植物固醇，可抑制人體吸收膽固醇，降低血液中膽固醇含量。

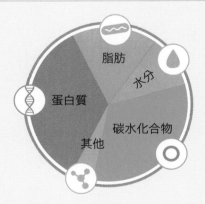

（注：此圖示為各主要營養成分所佔大致比例）

🌿 黑豆的營養成分

黑豆含蛋白質、脂肪、維他命、微量元素等，同時又具有多種生物活性物質。黑豆的蛋白質含量豐富，相當於肉類的 2 倍，雞蛋的 3 倍。

139

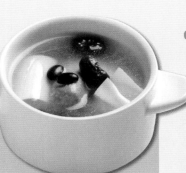

黑豆藕雞湯

黑豆　50 克
黑豆能清潔血管，促進血液流通，適合心腦血管病患者食用。

母雞　1 隻
雞肉能降低低密度脂蛋白膽固醇，具有降低血脂的作用。

① 黑豆用水泡過，大火乾炒至豆皮裂開後洗去浮皮。
② 雞肉加料酒汆去腥味，之後放開水鍋裡，加葱段、薑片、黑豆、紅棗、蓮藕塊及鹽，大火煮開後改小火煲90 分鐘。
③ 可以在湯中加入杏鮑菇，味道更鮮美。

蓮藕　1 節
生食能涼血散瘀；熟食能補心益腎、滋陰養血。

紅棗　適量
紅棗具有益氣補血、健脾和胃、祛風的功效，可養顏補血。

Q1：黑豆和什麼搭配吃比較好？

海帶：研究發現，海帶能降血脂、降血糖。且海帶和黑豆一起食用，有活血、利水、解毒的功效。

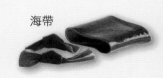

海帶

紅糖：保留了較多甘蔗的營養成分，容易被人體消化吸收，能快速補充體力、增加活力。紅糖和黑豆配合食用，能滋補肝腎、活血行經，常吃有美容烏髮的作用。

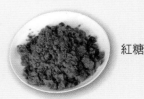

紅糖

Q2：如何用水泡黑豆？

黑豆所含的酶不耐熱，加熱會使酶失活，流失有效成分。因此，將黑豆浸泡在冷水中，例如用礦泉水、純淨水泡黑豆後飲用，能很好地吸收黑豆的有效成分。浸泡黑豆所需時間較長，建議大家提前 5 個小時浸泡。如果冬天水溫太低，可適度增加水溫，這樣能使浸泡的速度加快，但不可加熱水。

Q3：黑豆可以怎樣吃？怎樣挑選黑豆？

黑豆可榨豆漿。可作為糧食直接煮食，也可磨成豆粉食用。黑豆用於菜餚，適用於多種烹調方法，宜於多種口味，還可製成各種小吃，如炒貨、點心等。同時，黑豆還是炸油、製醬、製豉、製豆腐等上好的原料。

選購黑豆時，以豆粒完整、大小均勻、顏色烏黑者為好。由於黑豆表面有天然蠟質，會隨存放時間長短而逐漸脫落，所以，表面有研磨般光澤的黑豆不要選購。黑豆去皮後有黃仁和綠仁兩種，黃仁的是小黑豆，綠仁的是大黑豆，現在有很多在網上賣的是黑芸豆，裡面是白仁的，並不是真正的黑豆。

Q4：什麼體質的人適合吃黑豆？

有關節炎的人不能吃。黑豆雖然是補腎的，但是有嚴重腎病的患者不能吃黑豆，吃了會對腎有負擔。有嚴重胃病的人也不能吃，因為黑豆蛋白質含量多，吃了不容易消化。

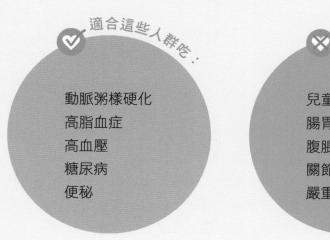

適合這些人群吃：

動脈粥樣硬化
高脂血症
高血壓
糖尿病
便秘

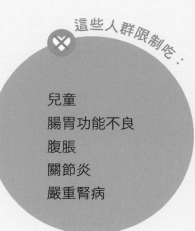

這些人群限制吃：

兒童
腸胃功能不良
腹脹
關節炎
嚴重腎病

紅薯

- ✓ 促進膽固醇排泄
- ✓ 補脾益胃、通便、益氣生津、潤肺滑腸

紅薯性平，味甘，入脾、胃、大腸經，具有補脾益胃、通便、益氣生津、潤肺滑腸的功效。

紅薯所含的黏蛋白，能夠保護黏膜，促進體內膽固醇排泄，維持血管壁彈性，降低血壓。紅薯富含膳食纖維，能抑制膽汁在小腸的吸收，膽汁對膽固醇有消化作用，從而降低血液中的膽固醇。紅薯中的胡蘿蔔素是一種抗氧化劑，可降低膽固醇，預防高脂血症。

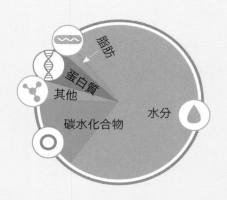

脂肪

蛋白質

其他

水分

碳水化合物

（注：此圖示為各主要營養成分所佔大致比例）

🌱 紅薯的營養成分

紅薯含有膳食纖維、胡蘿蔔素等多種維他命以及鉀、鐵等礦物質。紅薯中蛋白質組成比較合理，必需氨基酸含量高，特別是賴氨酸，含量十分豐富。

推薦菜單 紅薯栗子排骨湯

① 排骨洗淨，放沸水中焯一下；紅薯去皮、洗淨，切塊；栗子去皮。

② 將三者一同放入鍋中，加葱段、薑片和水，煲2小時，加鹽調味。

③ 也可以用紅薯和栗子煮成紅薯栗子糖水。

紅薯　100 克
紅薯可降低體內的膽固醇含量，預防高脂血症。

排骨　200 克
排骨能補腎養血，滋陰潤燥，可改善貧血，強筋健骨，增強體力。

栗子　50 克
栗子有補腎、活血功效。富含膳食纖維，可降低膽固醇。

葱段、薑片　各適量
煲湯時放入葱段、薑調味，可去腥提鮮。

Q1：紅薯和什麼搭配食用比較好？

蓮子：蓮子和紅薯搭配，非常適宜大便乾燥、習慣性便秘、慢性肝病、癌症患者等食用。

排骨：富含蛋白質和脂肪，為人體提供優質蛋白質和必需脂肪酸，可以補充人體所需的營養。紅薯可去除油膩感，和排骨一起食用，易於入口，為人體提供充足的膳食纖維。

芹菜：芹菜和紅薯一起食用，有利於加強降血壓的效果。

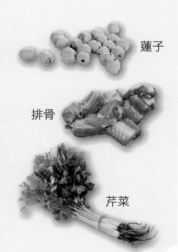

蓮子

排骨

芹菜

Q2：如何儲存紅薯？

儲存紅薯應保持乾燥，不宜用塑料袋，可放在紙箱中，注意通風，避免空氣濕度過大。紅薯不宜與馬鈴薯放在一起，馬鈴薯適宜貯在 1~4℃ 條件下，而紅薯卻應存儲在 15℃ 左右的地方。溫度高於 5℃，馬鈴薯開始生芽，溫度低於 9℃，紅薯會僵心、黴爛。因此，它們很難在相同溫度下儲存。

Q3：紅薯怎樣吃比較好？怎樣挑選紅薯？

紅薯可通過各種烹調方法做成美味食物。可以蒸、煮、炸，烤紅薯、拔絲紅薯、紅薯乾、紅薯粥都是很美味的吃法。紅薯中膳食纖維含量高，可彌補大米、白麵中的營養缺失，適合與主食搭配。但紅薯容易使胃腸道裡產生大量二氧化碳氣體，如果吃太多，會讓人腹脹、打嗝。

挑選紅薯時，要優先挑選紡錘形狀的紅薯。表面看起來光滑，聞起來沒有黴味，不要買表皮呈黑色或有褐色斑點的紅薯。爛紅薯有毒不要買。發黴的紅薯含酮毒素，不可食用。發芽的紅薯雖不似馬鈴薯有毒，但口感較差。

Q4：什麼體質的人適合吃紅薯？

一般人群均可食用紅薯，但一次不宜吃過多，以免出現燒心、吐酸水、肚脹排氣等不適。腸胃功能較差者不宜吃紅薯，因為紅薯很難消化。濕阻脾胃、氣滯食積者應慎食紅薯。

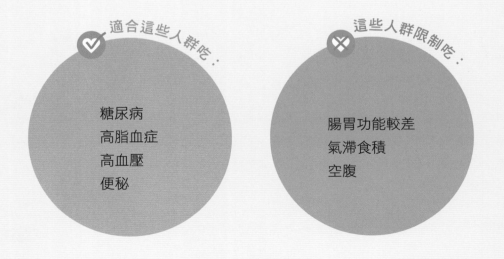

適合這些人群吃：

糖尿病
高脂血症
高血壓
便秘

這些人群限制吃：

腸胃功能較差
氣滯食積
空腹

蔬菜 放心食用保健康

芹菜

- ✔ 降低血壓
- ✔ 平肝清熱、祛風利濕、潤肺止咳、健腦鎮靜

芹菜性平，味甘，入肺、肝、胃經，中醫認為，芹菜具有降低血壓、平肝清熱、祛風利濕、潤肺止咳、健腦鎮靜的功效。常吃芹菜，尤其是吃芹菜葉，對預防高血壓、動脈硬化等都十分有益。

芹菜所含芹菜素可對抗腎上腺素的升壓作用，舒張血管、降血壓，對原發性、妊娠性及更年期高血壓均有效；芹菜素還可預防動脈粥樣硬化。芹菜中的鉀，可將體內多餘的鈉排出，以防止鈉引起的血壓上升。芹菜富含膳食纖維，可阻止膽固醇被腸道吸收，防治高脂血症。

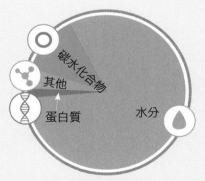

（註：此圖示為各主要營養成分所佔大致比例）

🥬 芹菜的營養成分

芹菜富含多種維他命、微量元素和膳食纖維。芹菜葉莖中還含有藥效成分的芹菜苷、佛手苷內酯和揮發油，具有降血壓、降血脂、防治動脈粥樣硬化的作用。

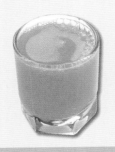

蘋果檸檬芹菜汁

① 蘋果、芹菜洗淨切塊（段），芹菜鮮嫩的葉子可以保留下來。
② 檸檬洗淨，去皮切塊，與蘋果、芹菜一起放入攪拌機打碎。
③ 加適量水，調入適量蜂蜜調味飲用。一周喝兩三次較適宜。

蘋果　200 克
蘋果熱量低，營養成分可溶性大，易被人體吸收，是美容佳品，既能減肥，又可滋潤皮膚。

檸檬　20 克
檸檬富含維他命 C 和維他命 P，能增強血管彈性和韌性，可預防和治療高血壓和心肌梗塞。

芹菜　100 克
常吃芹菜，可以預防高血壓和動脈硬化。

蜂蜜　適量
蜂蜜能改進血液的成分，常食用對心血管病患者很有好處。

Q1：芹菜和什麼搭配吃比較好？

核桃仁：富含較多的蛋白質及人體必需的不飽和脂肪酸，能滋養腦細胞，增強腦功能。核桃仁和芹菜一起食用，可潤髮、明目、養血。

蘋果：所含熱量低，吃完易產生飽腹感，和芹菜配合食用，可降壓、瘦身、通便。

牛肉：脂肪和膽固醇含量比較低，適合高血壓、冠心病、肥胖者食用。芹菜和牛肉搭配食用，可降壓、利尿、降膽固醇，營養價值高。

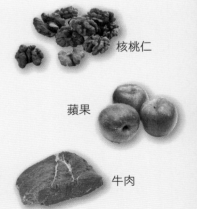

核桃仁

蘋果

牛肉

Q2：為什麼芹菜葉不要扔？

在食用芹菜時，很多人喜歡擇去葉，只留取莖段用來炒食或涼拌，殊不知芹菜的葉比莖更有營養。葉中的胡蘿蔔素含量是莖中的 88 倍、維他命 B_1 是莖的 17 倍、蛋白質是莖的 11 倍，芹菜葉的營養不容忽視。可以煲湯喝，亦可與紅蘿蔔絲、青瓜絲、海帶絲一起涼拌食用。

Q3：怎樣吃芹菜比較好？芹菜應該怎樣挑選？

市場上的芹菜主要有青芹、黃心芹、白芹和西芹四種；青芹味濃；黃心芹味濃，口感較嫩；白芹味淡，不脆；西芹味淡，口感脆，可以根據需要來選擇。芹菜可涼拌、炒食、煲湯、煮粥或榨汁，可做配料，也可作餡心，用來包餃子、餛飩或包子等。

選購芹菜時，梗不宜太長，20~30 厘米為宜，短而粗的為佳，菜葉要翠綠、不枯黃。新鮮的芹菜葉是平直的，而存放時間久的芹菜，葉子尖端會翹起，發軟，甚至會發黃、起鏽斑。另外，葉色濃綠的芹菜不宜買；因為粗纖維多，口感老。挑選芹菜時，可掐一下芹菜的莖部，易折斷的為嫩芹菜，不易折的為老芹菜。

Q4：什麼體質的人適合吃芹菜？

芹菜性涼質滑，故脾胃虛寒者、腸滑不固者、血壓偏低者、婚育期男士應少吃芹菜。

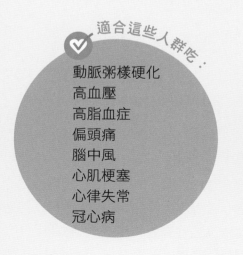

適合這些人群吃：
動脈粥樣硬化
高血壓
高脂血症
偏頭痛
腦中風
心肌梗塞
心律失常
冠心病

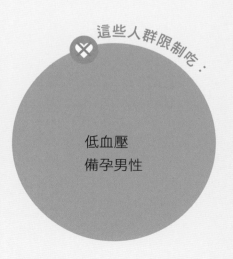

這些人群限制吃：
低血壓
備孕男性

菠菜

- ✅ 改善血脂狀況
- ✅ 活血脈、補血止血、利五臟、調中氣

菠菜性涼，味甘，入大腸、胃經，中醫認為，菠菜可活血脈、補血止血、利五臟、調中氣，能增強血管彈性、改善血脂狀況。

菠菜富含多種維他命和礦物質，其中的維他命 C 可降低膽固醇和甘油三酯，對高血壓有預防作用。菠菜所含的膳食纖維可增強腸道蠕動，降低血脂，其中的胡蘿蔔素有助於修復血管內皮細胞，有抗氧化作用；葉酸可降低血液中的同型半胱氨酸水平，預防動脈粥樣硬化；鉀可將體內多餘的鈉排出，以防止鈉引起的血壓上升。

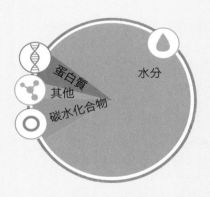

（注：此圖示為各主要營養成分所佔大致比例）

菠菜的營養成分

菠菜富含維他命 C 及礦物質，人體造血元素鐵的含量也比其他蔬菜多，對缺鐵性貧血有較好的輔助治療作用。維他命 C 可增強血管彈性，促進膽固醇排泄。

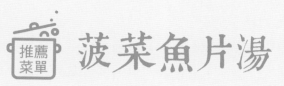

菠菜魚片湯

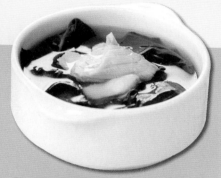

① 最好選擇鮮嫩而刺少的魚。鯉魚切片，菠菜洗淨切段。

② 鍋入植物油燒熱，放薑片、葱段爆香，下魚片略煎，加水、料酒，大火煮沸。

③ 改小火燜 20 分鐘，下菠菜段，放鹽即成。

鯉魚　1 條
鯉魚含不飽和脂肪酸，能降低膽固醇，防治動脈硬化、冠心病。

菠菜　100 克
菠菜中的膳食纖維可排出腸道內多餘脂肪，降血壓，降血脂。

調味品　適量
調味品包括植物油、葱段、薑片、鹽、料酒等。

Q1：菠菜和什麼搭配吃比較好？

鴨血：含鐵量較高，以血紅素鐵形式存在，易被人體吸收利用。鴨血和菠菜一起吃，有助於人體達到鈣與磷攝取平衡。

大蒜：可抗菌消炎，保護肝臟，調節血糖，保護心血管，抗高血脂和動脈硬化，抗血小板凝集。與菠菜同食，能消除疲勞。

雞蛋：可溫中益氣、補腎填精、養血烏髮、滋潤肌膚。雞蛋和菠菜同食，有利於健腦護眼，提高維他命 B_{12} 的吸收。

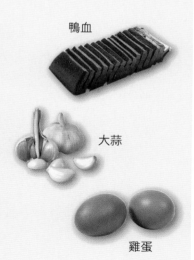

鴨血

大蒜

雞蛋

Q2：怎樣吃菠菜比較好？

菠菜因含草酸，所以最好不要生食。草酸與鈣質結合易形成草酸鈣，它會影響人體對鈣的吸收。除了菠菜，其他蔬菜也有的含草酸，最簡單辨別含有草酸的方法就是嚐一下，澀味比較重就表示草酸含量比較高，如甜菜、西芹。

因此食用菠菜時，先將菠菜用開水燙一下，可除去 80% 的草酸，然後再炒、拌或做湯就好。焯燙後，可煲湯，可涮火鍋，還可與牛肉、魚等動物性食品一起烹飪。此外，菠菜最好在快要烹製時洗，這樣葉子不會軟。為了避免菠菜氧化，應儘量用玻璃器皿或不鏽鋼廚具。烹製時間不宜過久，否則菠菜會變成棕色。

Q3：菠菜應該怎樣挑選？

選購菠菜的時候應首先看菠菜的葉子：葉子宜厚，伸張得很好，且葉面寬，葉柄短，無爛葉和萎葉，無蟲害和無農藥殘留的鮮嫩、翠綠的菠菜為佳。其次要看菠菜的根：根部肥滿挺直的為首選。菠菜的季節性很強，一般以冬至到立春的菠菜為最佳，此時的菠菜營養成分更高一些。

Q4：什麼體質的人適合吃菠菜？

菠菜煮軟後易消化，適合高血壓、便秘、貧血等患者食用。但因其草酸含量較高，一次不宜食用過多，脾虛便溏者也不宜多食。

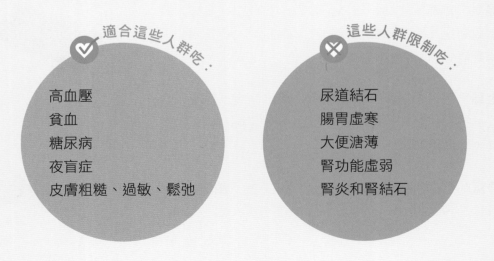

適合這些人群吃：

高血壓
貧血
糖尿病
夜盲症
皮膚粗糙、過敏、鬆弛

這些人群限制吃：

尿道結石
腸胃虛寒
大便溏薄
腎功能虛弱
腎炎和腎結石

青瓜

- ✅ 防止血壓上升
- ✅ 除熱、利水利尿、清熱解毒

青瓜性溫，入肺、肝、脾經，具有除熱、利水利尿、清熱解毒的功效。青瓜中所含的葡萄糖苷、果糖等不參與通常的糖代謝，故糖尿病患者以青瓜代澱粉類食物充饑，血糖非但不會升高，甚至會降低。

青瓜熱量很低，且含有丙醇二酸，可抑制糖類物質轉化為脂肪，對高血壓、血脂異常以及肥胖症有預防作用。青瓜富含鉀，可將體內多餘的鈉排出體外，以防止鈉引起的血壓上升。青瓜中含有豐富的水分和水溶性維他命，可預防唇炎和口角炎，美容護膚。青瓜中的苦味主要來自葫蘆素 C，有抗腫瘤、治療慢性肝炎的作用。

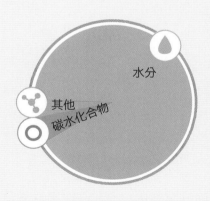

（注：此圖示為各主要營養成分所佔大致比例）

 青瓜的營養成分

青瓜富含糖類、維他命 B_2、維他命 C、維他命 E、胡蘿蔔素、菸酸、鈣、磷、鐵等營養成分。青瓜含有的菸酸可促使末梢血管擴張，並降低血液中的膽固醇。

推薦菜單

紫菜青瓜湯

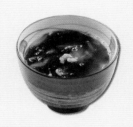

① 將青瓜洗淨,切片,紫菜、蝦米洗淨。

② 提前將青瓜片用調味料醃製一下,更入味。

③ 鍋內加清湯,燒沸後,放青瓜片、蝦米、鹽、豉油,煮沸後撇浮沫。

④ 下紫菜略煮,出鍋前淋上麻油即成。

青瓜　150克
青瓜中所含的丙醇二酸,可抑制糖類物質轉變為脂肪,是減肥佳品。

紫菜　5克
紫菜富含碘,脂肪含量低,且富含膽鹼和鈣、鐵,能增強記憶。

蝦米　10克
蝦米較鹹,最好提前用水浸泡一下。

調味品　適量
調味品包括清湯、鹽、豉油、麻油等。

Q1：青瓜和什麼搭配吃比較好？

山楂：可降血脂、降血壓、強心、抗心律不齊等,還可健脾開胃、消食化滯。山楂和青瓜同食,可除熱、解毒、利水、減肥。

大蒜：可促進胰島素的分泌,降低體內血糖水平。大蒜和青瓜同食,可抑制體內的糖類轉為脂肪,降低膽固醇,有助於減肥。

紫菜：脂肪含量低,且含有多種維他命,B族維他命的含量與蔬菜相比毫不遜色。紫菜和青瓜一起,能清熱去火、消脂瘦身。

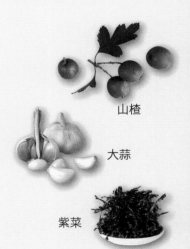

山楂

大蒜

紫菜

Q2：植物生長調節劑等於避孕藥？

據傳，冬季大棚內的青瓜，生長靠激素，更有甚者說青瓜是塗了避孕藥的。其實這是錯誤的說法。為了加快青瓜生長，會塗抹植物生長調節劑。植物生長調節劑是指用於調節植物生長、發育的一類物質，但只對植物起作用，與動物避孕藥在結構、作用靶標和機理方面完全不同，對人和動物的毒性甚微。

Q3：怎樣吃青瓜比較好？青瓜怎樣挑選？

青瓜尾部含有較多的苦味素，苦味素有抗癌的作用，所以不要把青瓜尾部全部丟掉。青瓜比較適合涼拌，涼拌青瓜時可放適量蒜末和醋，有降壓、降脂功效。

直接將青瓜煮食，雖口味上略遜炒製的，但營養價值卻可很好的保留，且能緩解夏季水腫。煮青瓜最合適在晚飯前吃，在其他飯菜前食用就能把後來吸收的食物脂肪、鹽分等一同排出體外。此外，青瓜煲湯也是不錯的選擇。

挑選時應選擇新鮮水嫩、有彈力、深綠色、硬挺，表面有光澤、帶花、整體粗細一致的。

Q4：什麼體質的人適合吃青瓜？

青瓜適宜肥胖、高血壓、高脂血症、水腫、癌症、嗜酒者多食；並是糖尿病患者首選食品之一；但脾胃虛弱、腹痛腹瀉、肺寒咳嗽者應少吃，因青瓜性涼，胃寒患者食之易致腹痛泄瀉。

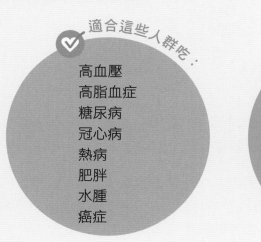

適合這些人群吃：

高血壓
高脂血症
糖尿病
冠心病
熱病
肥胖
水腫
癌症

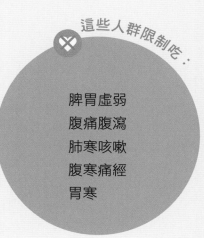

這些人群限制吃：

脾胃虛弱
腹痛腹瀉
肺寒咳嗽
腹寒痛經
胃寒

番茄

☑ 降低膽固醇

☑ 生津止渴、健胃消食、清熱解毒、補血養血、增進食慾

番茄性微寒，味甘、酸，入肝、胃、肺經，番茄具有生津止渴、健胃消食、清熱解毒、補血養血和增進食慾的功效。

番茄中的茄紅素可降低血清總膽固醇和低密度脂蛋白膽固醇，並能降低收縮壓，對抗心肌缺血、防禦冠心病。番茄中的維他命C、葉酸、果酸及膳食纖維，可抵抗自由基，降低膽固醇，預防動脈粥樣硬化及冠心病。番茄富含鉀、鈣等鹼性礦物質，能促進鈉鹽排出，可降壓、利尿、消腫。番茄籽周圍黃色汁液具有對抗血小板凝聚功效，可防治腦血栓。

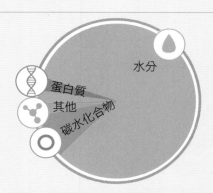

蛋白質

其他

水分

碳水化合物

（注：此圖示為各主要營養成分所佔大致比例）

 番茄的營養成分

番茄富含胡蘿蔔素、維他命C和B族維他命，其維他命P的含量為蔬菜之冠。番茄中的菸酸可促進紅細胞形成，保持血管壁彈性，預防高血壓。

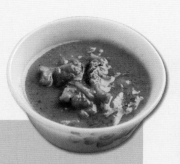

推薦菜單 番茄魚

① 鍋內熱油，放大蔥、薑、大蒜煸炒至微黃。

② 下番茄塊炒至出汁，放入豆腐塊添水燉煮 3 分鐘。

③ 用筷子將醃好的鯉魚片夾起放入鍋中，以免倒入醃魚湯汁，煮 6 分鐘即可。

鯉魚　1200 克
鯉魚含不飽和脂肪酸，能降低膽固醇，可防治動脈硬化、冠心病。

番茄　2 個
番茄中的茄紅素，可防止低密度脂蛋白受到氧化。

豆腐　500 克
豆腐無膽固醇，適宜「三高」及動脈硬化、冠心病患者食用。

佐料　適量
包括大蔥、大蒜、姜等。

Q1：番茄和什麼搭配吃比較好？

白糖：涼拌番茄是一道家常菜，番茄加白糖放雪櫃裡冰鎮，清涼可口，且白糖和番茄搭配可開胃增食、降血壓。

芹菜：可降血壓，清血脂，適合高血壓患者食用。芹菜和番茄同食，可降壓通便、健胃消食。

椰菜花：含水量高，熱量低，易產生飽足感，有助於消除水腫，且可改善便秘，增強抵抗力，防癌。椰菜花和番茄同食，可降壓降脂。

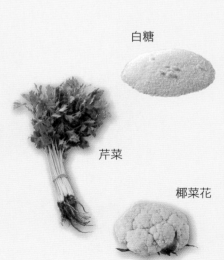

白糖

芹菜

椰菜花

Q2：如何巧切番茄不流汁？

切番茄時若處理不當，大量的番茄汁會流出來，導致水分和營養流失。但只要仔細觀察番茄底部凹槽，依照凹槽位置切下去就能使番茄的種子與果肉不分離，而且不會流汁。如果不著急下鍋烹製，也可以將番茄先放入雪櫃凍十分鐘然後拿刀切成片或者塊，這樣營養也不會流失。

Q3：怎樣吃番茄比較好？番茄應該怎樣挑選？

番茄可生食、涼拌、煲湯、炒食，燒煮時稍加些醋，就能破壞其中的有害物質番茄鹼。其中的茄紅素遇熱能被人體更好地吸收。

挑選番茄時，要選擇蒂部圓潤，沒有棱角的，不要挑選分量很輕的。頂部帶尖的和莖部呈黑色的，這些都是經過催熟劑作用而早熟的番茄。未成熟的番茄含有龍葵素，多食會導致中毒。如果蒂部帶著淡淡的青色就是成熟得剛好的番茄了。

Q4：什麼體質的人適合吃番茄？

一般人群均可食用。適宜發熱、口渴、食慾不振、習慣性牙齦出血、貧血、頭暈、心悸、高血壓、急慢性肝炎、急慢性腎炎、夜盲症和近視患者食用。急性腸炎、菌痢及處在潰瘍活動期的患者不宜食用。

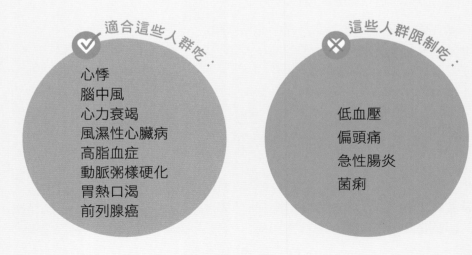

適合這些人群吃：

心悸
腦中風
心力衰竭
風濕性心臟病
高脂血症
動脈粥樣硬化
胃熱口渴
前列腺癌

這些人群限制吃：

低血壓
偏頭痛
急性腸炎
菌痢

油白菜

- 降低膽固醇
- 活血化瘀、清脂肪、降血脂

油白菜性溫，味辛，入肺、肝、脾經。中醫認為油白菜能活血化瘀，用於治療癰腫、丹毒，具有去脂肪、降血脂的作用。

油白菜屬低脂肪蔬菜，且富含膳食纖維，能與膽酸鹽和食物中的膽固醇及甘油三酯結合，並隨糞便排出，從而減少脂肪的吸收，有降血脂的作用。油白菜中含有的維他命 C、胡蘿蔔素是人體黏膜及上皮組織維持生長的重要營養物質，常食具有美容作用。油白菜還有助於增強機體免疫能力。

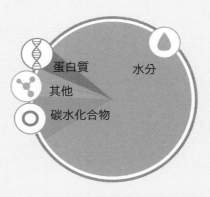

蛋白質　水分　其他　碳水化合物

（注：此圖示為各主要營養成分所佔大致比例）

🌰 油白菜的營養成分

油白菜富含鈣、鐵和維他命 C，胡蘿蔔素也很豐富，是人體黏膜及上皮組織維持生長的重要營養源。油白菜中富含鉀、鐵和鈣，可降血壓，其中鐵還可預防貧血。

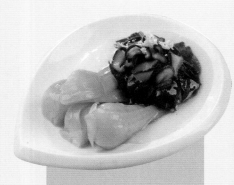

香菇油白菜

油白菜　400 克
油白菜可促進血液循環，增強肝臟的排毒功能，可治療皮膚瘡癤、乳癰。

香菇　10 朵
香菇是高蛋白、低脂肪的食品，其中所含脂肪酸，對降低血脂有益。

① 香菇泡發切塊，大蒜切粒；油白菜加鹽焯熟擺盤。
② 熱油爆香蒜粒，加香菇翻炒，加生抽、蠔油和適量水，待香菇熟後加水澱粉攪拌即可。

大蒜　3 瓣
大蒜有殺菌、改善腸胃功能的作用。

調味品　適量
調味品包括蠔油、生抽、澱粉、鹽等。

Q1：油白菜和什麼一起吃比較好？

香菇：香菇和油白菜一起吃，可以健骨、提高免疫力。

蝦仁：對心臟活動具有調節作用，能保護心血管系統，可減少血液中膽固醇含量，防止動脈硬化，有利於預防高血壓及心肌梗塞。蝦仁和油白菜同食，可提供豐富的維他命和鈣質，還能消腫散瘀、清熱解毒。

雞肉：所含膠原蛋白具有降低血壓的作用。雞肉和油白菜同食，可強化肝臟，美化肌膚。

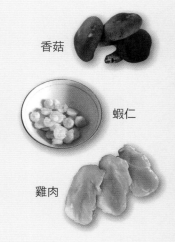

香菇

蝦仁

雞肉

Q2：油白菜有什麼價值？

油白菜未開花，葉子可作蔬菜；油白菜花具有很高的觀賞價值，形成了很多觀賞旅遊區；花朵凋謝後，油白菜籽可以榨油，菜籽油中含有多種維他命，如維他命 A、維他命 D 和維他命 E，是人體脂溶性維他命的重要來源。油白菜的菜梗洗淨晾乾可以用來製作酵素。

Q3：怎樣吃油白菜比較好？油白菜應該怎樣挑選？

油白菜的食用方法較多，可炒、燒、燴、扒，油白菜心可做配料。油白菜可炒食，宜用大火快炒，這樣既可保持鮮脆，又可使其營養成分不被破壞。食用油白菜時要現做現切，切好後不宜放置時間過長，以免營養元素流失。

吃剩的熟油白菜過夜後就不要再吃了；因其性寒涼易傷脾胃，也易產生亞硝酸鹽沉積。

購買時要挑選新鮮、油亮、無蟲、無黃葉的嫩油白菜，用兩指輕輕一掐即斷者為佳。葉短、淡綠色最佳。

Q4：什麼體質的人適合吃油白菜？

油白菜適宜患口腔潰瘍、口角濕白、齒齦出血、牙齒鬆動、瘀血腹痛、癌症患者；疹痘、目疾、小兒麻疹後期、疥瘡、狐臭等慢性病患者要少食。

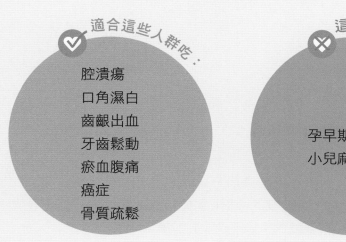

適合這些人群吃：

腔潰瘍
口角濕白
齒齦出血
牙齒鬆動
瘀血腹痛
癌症
骨質疏鬆

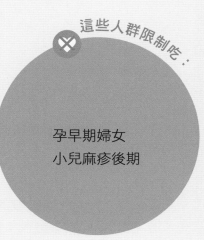

這些人群限制吃：

孕早期婦女
小兒麻疹後期

西蘭花

- ✅ 清理血管
- ✅ 補腎填精、健腦壯骨、補脾和胃

西蘭花性涼，味甘，入腎、脾、胃經。中醫認為，西蘭花可補腎填精、健腦壯骨、補脾和胃。

西蘭花中含有的類黃酮成分，能夠清理血管，減少膽固醇氧化，防止血小板凝結成塊，對高血壓和心臟病有一定的預防作用。西蘭花所含的葉黃素和槲皮素，能夠阻止低密度脂蛋白膽固醇氧化後黏在血管壁上，從而降低動脈粥樣硬化發生的概率。西蘭花富含鈣、鉀，有利於舒張血管，幫助降壓。

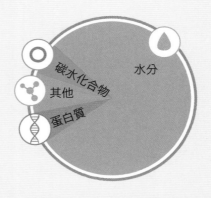

碳水化合物

水分

其他

蛋白質

（注：此圖示為各主要營養成分所佔大致比例）

 西蘭花的營養成分

西蘭花中營養成分主要包括蛋白質、碳水化合物、脂肪、礦物質、維他命 C 和胡蘿蔔素等。西蘭花富含的膳食纖維，能平穩控制血糖。

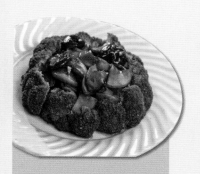

推薦菜單 西蘭花燒雙菇

① 西蘭花切小朵，蘑菇切片，香菇切十字刀花。可以加入紅蘿蔔，口感甜脆。

② 鍋內放適量蠔油和雞湯，下入全部原料。小火煨 5 分鐘，用鹽調味，再用澱粉勾芡即成。

西蘭花　300 克
西蘭花中的類黃酮物質，對高血壓、心臟病有調節和預防的功用。

蘑菇　4 朵
蘑菇富含植物纖維，可防止便秘，促進排毒、預防糖尿病等。

香菇　4 朵
香菇的水提取物對體內的過氧化氫有一定的消除作用。

調味品　適量
調味品包括蠔油、雞湯、鹽、澱粉。

Q1：西蘭花和什麼搭配吃比較好？

糙米：富含維他命、礦物質與膳食纖維，被視為一種綠色的健康食品。糙米和西蘭花同食，能護膚、防衰老、抗癌。

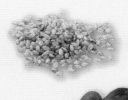

糙米

香菇：和西蘭花搭配食用，有良好的降血脂功效，適合糖尿病合併血脂異常者食用。

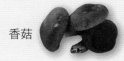

香菇

豬肉：蛋白質含量低，脂肪含量高，心腦血管病患者若食用，最好選擇瘦肉，但也要少吃。豬肉和西蘭花同食，能美白肌膚、消除疲勞、提高免疫力。

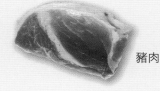

豬肉

Q2：如何貯藏西蘭花？

西蘭花不耐貯藏，購買後最好儘快食用。西蘭花在貯藏期間有一定量的乙烯釋放出，這種氣體在貯藏環境中積累起來，會加速花蕾衰老變化；所以應注意適時通風換氣，溫度不宜高於 4.5℃，否則小花蕾會很快黃化。

Q3：怎樣吃西蘭花比較好？西蘭花應該怎樣挑選？

西蘭花焯水後可做沙律或食物擺盤，炒食時大火快炒可減少西蘭花中維他命和抗癌物質的損失。在製作前，將西蘭花撕成小朵，浸泡在鹽水中約 5 分鐘，去除菜上的灰塵及蟲害，再用水沖洗、瀝乾，放入滾鹽水中燙熟，撈出晾乾後可直接烹調。

西蘭花切好後在室溫中放置 6 小時，抗癌成分的損失率很高。如果烹調，儘量選擇短時間加熱，斷生之後馬上盛出。西蘭花的品質要求為色澤深綠，質地脆嫩，葉球鬆散，無腐爛，無蟲傷。挑選西蘭花以菜株亮麗、花蕾緊密結實的為佳；花球表面無凹凸，整體有隆起感的為佳品。

Q4：什麼體質的人適合吃西蘭花？

一般人群均可食用。西蘭花質地細嫩，味甘鮮美，食後極易消化吸收，其嫩莖纖維，烹炒後柔嫩可口，適宜於中老年人、小孩和脾胃虛弱、消化功能不良者食用。

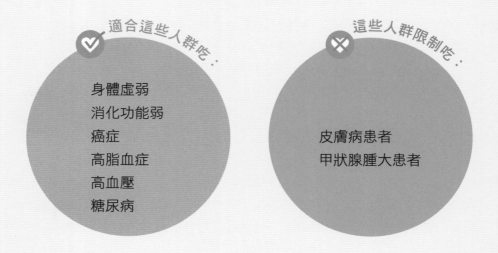

適合這些人群吃：

身體虛弱
消化功能弱
癌症
高脂血症
高血壓
糖尿病

這些人群限制吃：

皮膚病患者
甲狀腺腫大患者

蘆筍

✅ 擴張血管

✅ 清熱解毒、生津利水、止咳散結、殺蟲止癢

蘆筍性微溫，味甘、辛、苦，入肺經。中醫認為，蘆筍具有清熱解毒、生津利水、止咳散結、殺蟲止癢的功效。

蘆筍中含有的天門冬醯胺和天門冬氨酸具有擴張血管的作用，可降低血壓，對心血管病、水腫等症均有療效。另外，蘆筍中的鉀元素可降低體內鈉的含量，從而起到降低血壓的作用。蘆筍所含蛋白質、碳水化合物、多種維他命和微量元素的質量均優於普通蔬菜，而熱量含量較低。

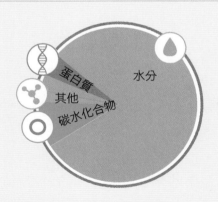

蛋白質
水分
其他
碳水化合物

（注：此圖示為各主要營養成分所佔大致比例）

 蘆筍的營養成分

蘆筍富含多種氨基酸和維他命，蘆筍中的天門冬醯胺和微量元素硒、鉬、鉻、錳含量高於其他蔬菜。蘆筍是低糖、低脂肪、高纖維素和高維他命的食物。

黑椒蘆筍牛肉粒

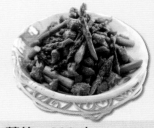

① 牛肉提前醃漬會更入味。

② 牛肉切粒;蘆筍切段,焯燙後瀝乾。

③ 油鍋燒熱,下蒜茸煸炒出香味,下牛肉粒翻炒,再下蘆筍段,加黑胡椒、鹽,炒熟即可。

牛肉 100 克

牛肉富含蛋白質、氨基酸。能提高人體抗病能力,促進組織修復。

蘆筍 200 克

蘆筍鮮美芳香,烹製後柔軟可口,能增進食慾,幫助消化。

大蒜 3 瓣

大蒜能防止心腦血管中脂肪沉積,降低膽固醇,抑制血栓形成。

調味品 適量

調味品包括橄欖油、黑胡椒、鹽。

Q1:蘆筍和什麼搭配吃比較好?

海參:可提高記憶力、延緩性腺衰老,防止動脈硬化以及抗腫瘤。海參和蘆筍同食,能防止癌細胞擴散,蘆筍也可抗癌,二者搭配,可增加抗癌功效。

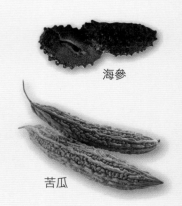

海參

苦瓜:可清熱祛暑、明目解毒、降壓降糖、利尿涼血、解勞清心、益氣壯陽,能減少體內脂肪,控制高脂血症患者體重。苦瓜中的膳食纖維和果膠,可降低膽固醇含量。苦瓜和蘆筍同食,能防治貧血、緩解疲勞。

苦瓜

Q2：如何儲存蘆筍？

新鮮蘆筍的鮮度下降很快，且會失去大量營養素，所以不宜久藏。若不能馬上食用，應放在低溫避光處保存。用保鮮膜捲包好，置於雪櫃冷藏室，可保存 2~3 天。另外，用濃度約 5% 的鹽水燙煮 1 分鐘後，撈置於冷水中，使之冷卻後放在雪櫃中，也可保存 2~3 天。但最好現買現吃。

Q3：怎樣吃蘆筍比較好？蘆筍怎樣挑選？

蘆筍以嫩莖供食用，質地鮮嫩，風味鮮美，柔嫩可口，烹調時切成段或薄片，炒、煮、燉、涼拌均可。蘆筍可炒食、煲湯等，也可焯熟後拌涼菜食用。

蘆筍挑選的總體原則就是要新鮮。以鮮嫩整條，長 12~16 厘米，粗 1.2~3.8 厘米，尖端緊密，無空心、無開裂、無泥沙者質佳。選購蘆筍時，要挑選全株形狀正直、筍尖鱗片緊密、不開芒，未長腋芽，沒有水傷腐臭味，表皮鮮亮不萎縮，細嫩粗大者。

Q4：什麼體質的人適合吃蘆筍？

痛風、尿酸代謝異常和脾胃虛寒者不宜食用。因為蘆筍中的嘌呤含量相對較高，會加重尿酸的代謝障礙。

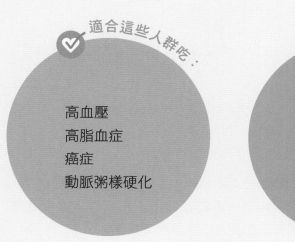

適合這些人群吃：

高血壓
高脂血症
癌症
動脈粥樣硬化

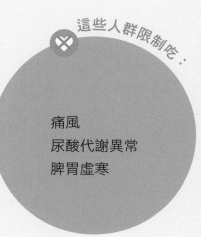

這些人群限制吃：

痛風
尿酸代謝異常
脾胃虛寒

馬鈴薯

- 保護心肌細胞
- 補脾益氣、緩急止痛、通利大便、和胃健中、解毒消腫

馬鈴薯性平，味甘，入大腸、胃經。中醫認為，馬鈴薯能補脾益氣、緩急止痛、通利大便、和胃健中、解毒消腫，具有解毒、消炎等功效。

馬鈴薯富含膳食纖維，可保護心肌細胞，促進胃腸蠕動。馬鈴薯中的鉀能夠幫助人體排出多餘的鈉，以達到防止血壓升高的目的。馬鈴薯中的維他命 C 可促進膽固醇的分解，有效降低膽固醇和甘油三酯水平。馬鈴薯中蛋白質營養價值高，且易消化吸收。

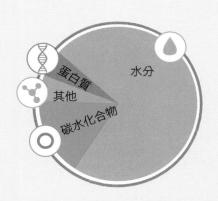

蛋白質
水分
其他
碳水化合物

（注：此圖示為各主要營養成分所佔大致比例）

 馬鈴薯的營養成分

馬鈴薯富含蛋白質、碳水化合物、鐵、B 族維他命和維他命 C 等物質。馬鈴薯的蛋白質含有多種氨基酸，包括人體不能合成的各種必需氨基酸。

番茄馬鈴薯燉牛腩

推薦菜單

① 牛肉焯水，切塊，下鍋，加料酒、葱段、薑片和胡椒粉。

② 下番茄塊，加水淹過食材，大火煮開，轉中火燉半小時

③ 倒馬鈴薯塊、洋葱，燉至熟爛，加鹽。

④ 若番茄味道不夠濃郁，可加適量番茄醬。

馬鈴薯　1 個
馬鈴薯可作為蔬菜或主糧，是所有糧食作物中維他命含量最全的。

牛肉　100 克
牛肉的脂肪含量較低，比起其他肉類相對不易發胖。

洋葱　半個
洋葱能降低外周血管阻力，降低血黏度。

番茄　2 個
番茄中的茄紅素，可防止低密度脂蛋白受到氧化。

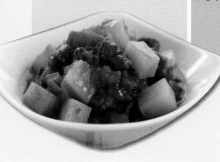

Q1：馬鈴薯和什麼搭配吃比較好？

牛奶： 牛奶富含活性鈣，是人類最好的鈣源之一。牛奶中的乳糖能促進人體腸壁對鈣的吸收，吸收率很高。牛奶和馬鈴薯同吃，可營養互補。

豆角： 蛋白質含量較高，富含各種維他命和礦物質，可益氣健脾、消暑化濕和利水消腫。豆角和馬鈴薯同吃，能調理消化系統，消除胸悶脹滿，防治急性腸胃炎。

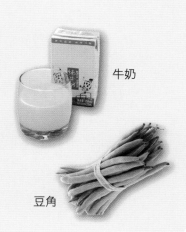

牛奶

豆角

167

Q2：如何儲存馬鈴薯？

馬鈴薯較易儲存。長期存放可將馬鈴薯與蘋果放一起，因成熟的蘋果會釋放出乙烯；馬鈴薯和蘋果放在一起時，蘋果產生的乙烯會抑制馬鈴薯芽眼處的細胞產生生長素，生長素積累不到足夠的濃度，自然不會發芽，已經長芽的馬鈴薯禁止食用，大量食用會引起急性中毒。

Q3：怎樣吃馬鈴薯比較好？馬鈴薯應該怎樣挑選？

馬鈴薯可涼拌、烹炒。但在食用時要去皮，有芽眼的地方一定要深挖去除乾淨，以免中毒。要用小火烹煮，才能均勻地煮至熟爛。

新馬鈴薯適合燉煮，老馬鈴薯適合烹炒。若用來烘烤或炸薯條，可選形狀長圓，外皮較粗糙的馬鈴薯，這些馬鈴薯澱粉含量比較高。若想做燉肉的配菜，沙律或煮濃湯，則選皮薄而光滑的馬鈴薯，這種馬鈴薯澱粉含量低，水分和糖分較高。

秋到冬季是盛產馬鈴薯的季節，應挑選形狀豐滿，表面無傷痕、深紋的為佳，不可挑選外皮呈綠色或發芽的馬鈴薯。

Q4：什麼體質的人適合吃馬鈴薯？

動脈硬化、膽結石症患者或者是肥胖者和孕婦最適合吃馬鈴薯了，但是有皮膚瘙癢或者是眼部有充血病症的患者是不可以吃馬鈴薯的。

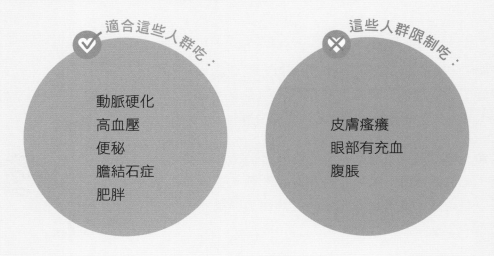

適合這些人群吃：

動脈硬化
高血壓
便秘
膽結石症
肥胖

這些人群限制吃：

皮膚瘙癢
眼部有充血
腹脹

苦瓜

☑ 防治動脈粥樣硬化

☑ 清熱祛暑、明目解毒、降壓降糖

苦瓜性寒，味苦，入脾、胃、心、肝經。中醫認為，苦瓜具有清熱祛暑、明目解毒、降壓降糖、利尿涼血、解勞清心、益氣壯陽之功效。

苦瓜中含有的苦瓜苷能刺激胰腺細胞分泌胰島素。苦瓜是高血糖、2 型糖尿病患者很好的保健蔬菜。苦瓜富含維他命 C，可保持血管彈性，防止動脈粥樣硬化，保護心臟。苦瓜中的鉀元素可以保護心肌細胞，降低血壓。苦瓜能夠減少體內脂肪，控制高脂血症患者體重。苦瓜中的膳食纖維和果膠，可降低膽固醇含量。

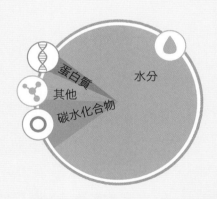

蛋白質 水分 其他 碳水化合物

（注：此圖示為各主要營養成分所佔大致比例）

🥬 苦瓜的營養成分

苦瓜所含蛋白質、脂肪、碳水化合物等在瓜類蔬菜中較高，特別是維他命 C 含量高。苦瓜還含有膳食纖維、胡蘿蔔素、苦瓜苷、磷、鐵等多種礦物質和氨基酸。

苦瓜炒茄子

① 原料洗淨切條。茄子切條，用鹽醃。

② 蒜切末，在熱油中爆香，加茄子炒至半透明，加苦瓜炒軟，加青椒、紅椒翻炒至熟透，加鹽，調入生抽、蠔油炒勻即可。

③ 可在菜中加豆角，但一定要炒熟後再食用。

苦瓜　200克
苦瓜具有降脂、降糖的功效。食用時去掉內層的白瓤可以減少苦味。

茄子　200克
茄子含有膽鹼，可降低膽固醇，從而幫助高血壓患者舒張血管。

青椒、紅椒　各1個
彩椒顏色豐富，常作配菜，有解熱、鎮痛、防癌和增加食慾的功效。

調味品　適量
調味品包括大蒜、生抽、蠔油、鹽等。

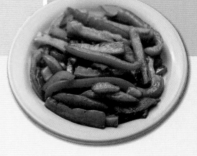

Q1：苦瓜和什麼搭配吃比較好？

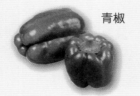

雞蛋

青椒

雞蛋：可補陰益血、除煩安神、補脾和胃，和苦瓜同食，能保護骨骼、牙齒及血管，使鐵質吸收得更好，有健胃的功效。

青椒：能增強人的體力，緩解因工作、生活壓力造成的疲勞。其特有的味道和所含的辣椒素有刺激唾液和胃液分泌的作用，能增進食慾，幫助消化，促進腸蠕動，防止便秘。青椒和苦瓜一起食用，能起到抗衰老的作用。

Q2：怎樣吃苦瓜比較好？

苦瓜洗淨，可炒食、涼拌、做茶飲或榨汁飲用，榨汁時也可以加入奇異果或是番茄。苦瓜煮水擦洗皮膚，可清熱止癢祛痱。

然而苦瓜雖好，但不宜多吃。苦瓜富含草酸，會與食物中的鈣質相結合，生成不溶性的草酸鈣，人體無法吸收，這會導致鈣質流失。如果長期大量食用苦瓜，會引起鈣質缺乏症。苦瓜性寒，食用時應注意不要損傷脾肺之氣，並且最好搭配辛味的食物，有助於補益肺氣。

Q3：怎麼挑選苦瓜？

如果苦瓜發黃，就表示已經過熟，口感會不佳。挑苦瓜時，要觀察苦瓜表面，果瘤、顆粒越大越飽滿，表示瓜肉越厚，顆粒越小則瓜肉越薄。看苦瓜的外觀是否表皮完整、有無病蟲害、果形是否直立。挑翠綠色外皮的苦瓜，再稱其重量，挑選的時候選擇較沉並且較直的苦瓜。

Q4：什麼體質的人適合吃苦瓜？

苦瓜性涼，平素脾胃虛寒伴大便溏稀、小便清長、納差怕冷、面色㿠白、舌淡脈沉的人不宜常吃苦瓜，否則容易出現胃脘不適、腹脹腹痛，甚至嘔吐、腹瀉等症狀。

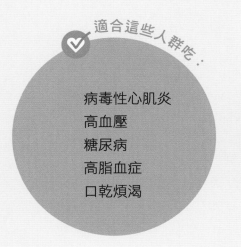

適合這些人群吃：

病毒性心肌炎
高血壓
糖尿病
高脂血症
口乾煩渴

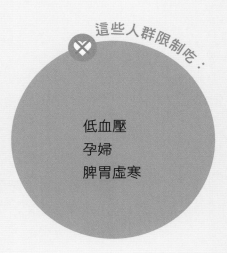

這些人群限制吃：

低血壓
孕婦
脾胃虛寒

紅蘿蔔

- ✅ 降低膽固醇，降血脂
- ✅ 補脾消食、利腸道、補肝明目、
  清熱解毒、下氣止咳

紅蘿蔔性平，味甘，入肺、脾經。中醫認為，紅蘿蔔能補脾消食、利腸道、補肝明目、清熱解毒、下氣止咳。

紅蘿蔔中含有豐富的槲皮素、山奈酚、琥珀酸鉀等成分。琥珀酸鉀有助於防止血管硬化、降低膽固醇的作用。槲皮素、山奈酚能增加冠狀動脈血流量，降低血脂，促進腎上腺素的合成分泌，還有降壓強心作用，是高血壓、冠心病患者的食療佳品。紅蘿蔔含有極其豐富的果膠酸酯，可促進膽固醇排泄，從而起到降低膽固醇、預防冠心病的作用。

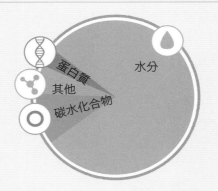

（注：此圖示為各主要營養成分所佔大致比例）

紅蘿蔔的營養成分

紅蘿蔔富含蔗糖、葡萄糖、澱粉、胡蘿蔔素以及鉀、鈣、磷等。紅蘿蔔中的槲皮素、山奈酚可增加冠狀動脈血流量，可降壓、強心，能促進腎上腺素合成。

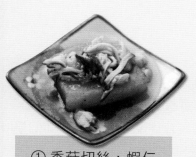

推薦菜單 **紅蘿蔔糕**

① 香菇切絲，蝦仁切丁，煮熟。

② 紅蘿蔔打成糊，加澱粉拌勻，冷卻，切成方形，放油煎至金黃色，撈出，撒香菇絲、蝦仁丁。

③ 鍋內放入鹽、胡椒粉、雞湯等勾芡，澆在紅蘿蔔糕上即成。

④ 可加紫薯泥或紅薯泥，更香甜。

紅蘿蔔 200 克
紅蘿蔔所含膳食纖維有助於食物消化，幫助排出腸道內多餘脂肪。

鮮香菇 3 朵
香菇含有六大酶類的40多種酶，可以糾正人體酶缺乏症。

鮮蝦仁 50 克
蝦仁肉質鬆軟，易消化，適宜身體虛弱以及病後需要調養的人食用。

調味品 適量
調味品包括鹽、胡椒粉、澱粉、雞湯等。

Q1：紅蘿蔔適合和什麼搭配食用？

小米：小米中的營養成分能夠抑制血管收縮。小米和紅蘿蔔同吃，能保健眼睛、滋養皮膚。

黃豆：富含蛋白質、人體必需的氨基酸，可滋補養心、祛風明目、清熱利水、活血解毒。黃豆和紅蘿蔔同食，有利於骨骼的發育。

菠菜：富含胡蘿蔔素、維他命 C、鈣、磷、鐵、維他命 E，及芸香苷、輔酶 Q10 等有益成分。菠菜和紅蘿蔔同食，能保持腦血管暢通，降低腦中風的發生概率。

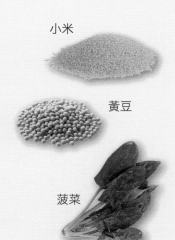

小米

黃豆

菠菜

Q2：紅蘿蔔和白蘿蔔是同一屬科嗎？

紅蘿蔔和白蘿蔔就差一個字，口感差距卻很大。蘿蔔的保健功能人盡皆知，很多人對白蘿蔔情有獨鍾，卻對紅蘿蔔敬而遠之。其實紅蘿蔔和白蘿蔔並非屬同類，紅蘿蔔屬傘形科胡蘿蔔屬，而白蘿蔔屬十字花科蘿蔔屬，是完全不同的屬科，所以口感相差很大。但紅蘿蔔同樣具有很高的營養價值。

Q3：怎樣吃紅蘿蔔比較好？紅蘿蔔應該怎樣挑選？

胡蘿蔔素是脂溶性維他命，必須在油脂中才能被消化吸收和轉化。若生吃只能起到通便和降低膽固醇的作用。但烹製時不要放醋，以免胡蘿蔔素遭到破壞。紅蘿蔔可炒食、燉湯、煮粥、涼拌或做配菜。紅蘿蔔與大米同煮粥，適合高血壓和高脂血症患者做早晚餐食用。也可榨汁食用。

紅蘿蔔以形狀堅實，顏色為濃橙色，表面光滑的為佳。挑選時應選擇表皮肉質和心柱均呈橘紅色，且心柱細的。此外，粗細整齊、大小均勻、不開裂的紅蘿蔔口感較好。

Q4：什麼體質的人適合吃紅蘿蔔？

適合便秘、高脂血症、高血壓患者多食；脾虛泄瀉、血糖高者慎食或少食；陽虛偏寒體質者、脾胃虛寒者不宜多食；胃及十二指腸潰瘍、慢性胃炎、單純甲狀腺腫、黃疸等患者忌食。

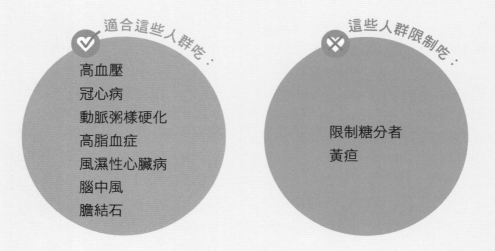

適合這些人群吃：

高血壓
冠心病
動脈粥樣硬化
高脂血症
風濕性心臟病
腦中風
膽結石

這些人群限制吃：

限制糖分者
黃疸

白蘿蔔

- ❤ 排出膽固醇和脂肪
- ❤ 清熱生津、涼血止血、化痰止咳、利小便、解毒

白蘿蔔性涼，味辛、甘；熟者性平，味甘。入脾、胃經。白蘿蔔能清熱生津、涼血止血、化痰止咳、利小便、解毒；熟者偏於益脾和胃、消食下氣。

白蘿蔔中含有澱粉酶等多種酶類，有利於促進新陳代謝和分解致癌物。白蘿蔔中所含的芥子油可促進胃腸蠕動，有助於膽固醇和脂肪隨體內的廢物排出。白蘿蔔中含有的核黃素和鈣、鐵、磷，可預防動脈粥樣硬化。白蘿蔔富含膳食纖維，能緩解便秘，排毒。

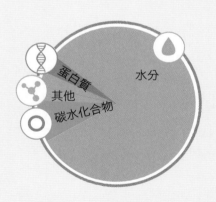

蛋白質
水分
其他
碳水化合物

（注：此圖示為各主要營養成分所佔大致比例）

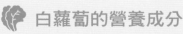 白蘿蔔的營養成分

白蘿蔔含芥子油、澱粉酶、膳食纖維、維他命 C 等。白蘿蔔中含有的維他命 C 可以防止體內有害物質侵害體內動脈血管細胞，有助於降低血壓。

海帶白蘿蔔排骨湯

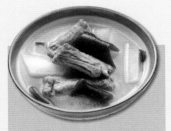

① 排骨洗淨，汆去血水；海帶、白蘿蔔洗淨，切片。

② 將排骨、海帶、白蘿蔔放入砂鍋中，加溫水大火煮開後轉小火燉熟。煮至排骨熟爛即可，加鹽調味。

排骨　400 克
排骨可以補中益氣，滋養脾胃。

白蘿蔔　100 克
白蘿蔔可清熱生津、涼血止血、下氣寬中、消食化滯、順氣化痰。

海帶　100 克
海帶可降血脂、降血糖、調節免疫、抗凝血、排鉛解毒和抗氧化。

鹽　適量
湯宜清淡，少放鹽。

Q1：白蘿蔔和什麼搭配吃比較好？

蓮藕：補脾益血，促進新陳代謝，防止皮膚粗糙。蓮藕和白蘿蔔同食，可緩解肺熱。

豆腐：含鐵、鎂、鉀、菸酸、銅、鈣、鋅、磷、葉酸、維他命 B_1、卵磷脂和維他命 B_6。豆腐和白蘿蔔一起煲湯，可健脾養胃、下食除脹。

牛肉：富含蛋白質、B 族維他命、膽甾醇等成分，可強筋壯骨、補虛養血、化痰熄風。牛肉和白蘿蔔一起吃，可以健脾消食。

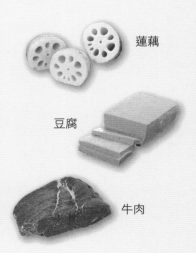

蓮藕

豆腐

牛肉

Q2：做一杯蘿蔔葉茶吧！

白蘿蔔營養價值高，可保健和美白，但很多人並不喜歡吃白蘿蔔。不妨做一杯白蘿蔔葉茶吧！將 20~30 克乾蘿蔔葉切碎代茶葉，用沸水適量沖泡，加蓋泡 15 分鐘，代茶頻飲。

Q3：怎樣吃白蘿蔔比較好？白蘿蔔應該怎樣挑選？

白蘿蔔可生食也可炒熟食或煲湯。白蘿蔔含糖多，質地脆，做涼拌菜口感好。另外，將白蘿蔔切片或絲，加白糖涼拌或熱炒，可化痰平喘。距蘿蔔頂 3~5 厘米處維他命 C 的含量最多。

選購時可以「一看二掂三看四彈」：先看外表，白蘿蔔以根莖圓整，表皮光滑，大小均勻，無開裂、分叉、抽薹現象，根部要呈直條狀，帶纓，無黃爛葉的為佳；掂重量，用手掂感覺沉甸甸的是好白蘿蔔；再看表皮，不能挑選有半透明斑塊和表皮發暗的；彈蘿蔔，不好的蘿蔔用手指彈動會發出「梆梆」的聲響。

Q4：什麼體質的人適合吃白蘿蔔？

白蘿蔔性偏寒涼而利腸，脾虛泄瀉者慎食或少食；若正在服用參類滋補藥物，也忌食白蘿蔔。胃潰瘍、十二指腸潰瘍、慢性胃炎、單純甲狀腺腫、先兆流產、子宮脫垂等患者忌吃。

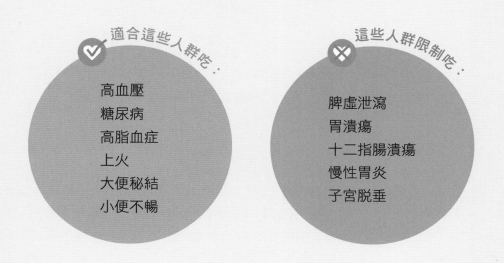

適合這些人群吃：
高血壓
糖尿病
高脂血症
上火
大便秘結
小便不暢

這些人群限制吃：
脾虛泄瀉
胃潰瘍
十二指腸潰瘍
慢性胃炎
子宮脫垂

茄子

- ✅ 保持血管壁彈性
- ✅ 清熱止血、消腫止痛

茄子性涼，味甘，入脾、胃、大腸經。中醫認為，茄子具有清熱止血、消腫止痛的功效。

茄子富含維他命Ｐ，可保持血管壁彈性和生理功能，保護血管，增強毛細血管彈性，防止微血管破裂出血，使心血管保持正常功能。茄子富含可溶性膳食纖維，可以阻礙膽固醇的吸收，潤滑腸道，改善便秘。茄子中的皂苷可降低血液中膽固醇含量，控制血脂水平。

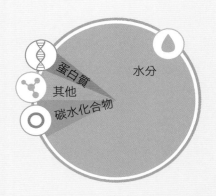

（注：此圖示為各主要營養成分所佔大致比例）

🥬 茄子的營養成分

茄子含有蛋白質、脂肪、碳水化合物、維他命，以及鈣、磷、鐵等多種營養成分。茄子中還有膽鹼，可有效降低膽固醇，從而幫助高血壓患者舒張血管。

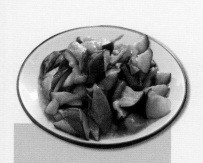

番茄燒茄子

推薦菜單

① 番茄、青椒切塊；茄子切塊後，用鹽醃出水，擠乾再炒，過油撈起。

② 鍋中倒油，下葱花、薑絲略炒，倒番茄塊，放生抽、白糖，炒至糊狀。

③ 倒茄子塊、青椒塊翻炒，加蠔油、鹽即可。

茄子　300克
茄子含有蛋白質、脂肪、碳水化合物、維他命以及鈣、磷、鐵等。

番茄　200克
番茄含有豐富的胡蘿蔔素、維他命C和B族維他命。

青椒　100克
青椒含有豐富的維他命C，適合高血壓、高脂血症患者食用。

調味品　適量
調味品包括葱花、薑絲、鹽、生抽、白糖、蠔油等。

Q1：茄子和什麼搭配吃比較好？

苦瓜：清熱解毒，和茄子同食，能緩解心腦血管病，對糖尿病、高血壓等都有保健作用。

辣椒：能刺激口腔黏膜，引起胃的蠕動，促進唾液分泌，增強食慾，促進消化。辣椒和茄子一起吃，可提高茄子中所含蘆丁的吸收率，抗壓，美白。

豬肉：和茄子搭配，能最大程度的發揮二者的營養價值。但豬肉的膽固醇和脂肪含量較高，不宜多食。

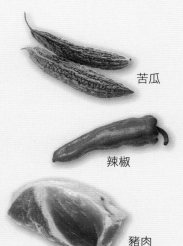

苦瓜

辣椒

豬肉

Q2：如何儲存茄子？

茄子的表皮覆蓋著一層蠟質，它不僅使茄子發出光澤，而且具有保護茄子的作用，一旦蠟質層被沖刷掉或受機械損害，就容易受微生物侵害而腐爛變質。因此，要保存的茄子絕對不能用水沖洗，保護好表皮的蠟質，還要防雨淋，防磕碰，防受熱，並存放在陰涼通風處。

Q3：怎樣吃茄子比較好？茄子應該怎樣挑選？

茄子切開後很容易遇空氣氧化變黑，切開的茄子可用水浸泡，烹製前再撈出來，這樣可以防治茄子變黑。涼拌茄子熱量和脂肪含量低，口感也好，很適合高脂血症、糖尿病患者食用。

茄子，以果形均勻周正，老嫩適度，無裂口、腐爛、鏽皮、斑點，皮薄，籽少，肉厚，細嫩的為佳品。嫩茄子顏色發烏暗，皮薄肉鬆，重量少，籽嫩味甜，籽肉不易分離，花萼下部有一片綠白色的皮。老茄子顏色光亮皮光滑，皮厚而緊，肉緊籽實，籽容易分離，籽黃硬，重量大，有的帶苦味。

Q4：什麼體質的人適合吃茄子？

茄子可清熱解暑，對於易長痱子、生瘡癤的人尤為適宜；脾胃虛寒、哮喘者不宜多吃；體弱、血壓低者、便溏者不宜多食。

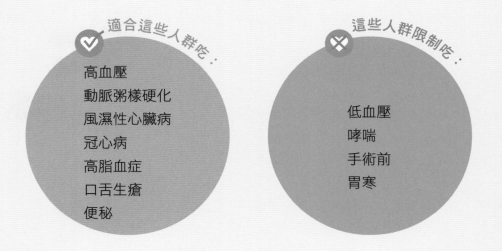

適合這些人群吃：
高血壓
動脈粥樣硬化
風濕性心臟病
冠心病
高脂血症
口舌生瘡
便秘

這些人群限制吃：
低血壓
哮喘
手術前
胃寒

豌豆苗

- ✔ 提供優質蛋白
- ✔ 溫中益氣、補虛填精、健脾胃

豌豆苗性平，味甘，入脾、胃經。豌豆苗為豆科植物豌豆的嫩苗，供食部位是嫩梢和嫩葉，營養豐富，有利尿、止瀉、消腫、止痛和助消化等作用。

豌豆苗中的鉻，可幫助體內脂肪代謝，預防高血壓和動脈粥樣硬化。豌豆苗中的鉀，可將體內多餘的鈉排出體外，以防止鈉引起的血壓上升。豌豆苗中所含的膳食纖維可促進大腸蠕動，使體內膽固醇和甘油三酯隨大便排出體外，從而達到降低血脂的目的。

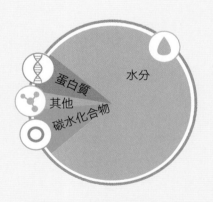

蛋白質　水分　其他　碳水化合物

（注：此圖示為各主要營養成分所佔大致比例）

 豌豆苗的營養成分

豌豆苗中富含維他命 C 和胡蘿蔔素，每 100 克豌豆苗含 2667 毫克胡蘿蔔素，有利於修復血管內皮、降脂、抗氧化、提高免疫力。發芽的豌豆營養價值倍增。

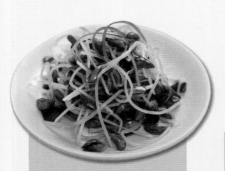

拌豌豆苗

① 豌豆苗洗淨,焯燙,放涼;紅椒切絲。

② 油鍋燒熱,加入花椒和適量乾辣椒段炒香。

③ 將花椒粒、辣椒連同油淋入豌豆苗中,放入紅椒絲,加鹽拌勻即可。

④ 可以加適量芝麻油調味。

豌豆苗　120 克
豌豆苗營養價值高,吃起來清香滑嫩。

紅椒　適量
紅椒能增強食慾,殺菌。富含胡蘿蔔素、維他命 C。

花椒　適量
花椒能溫中行氣。有預防血栓形成的作用,還能抗凝血,止血。

乾辣椒　適量
辣椒能緩解動脈粥樣硬化的發展,防止血液中脂蛋白的氧化。

Q1：豌豆苗和什麼搭配吃比較好？

豆乾： 營養豐富,含有大量蛋白質、脂肪、碳水化合物等,豆干和豌豆苗一起吃,可以使營養均衡、消脂減肥。

豬瘦肉： 比肥肉更容易消化,和豌豆苗一起吃,可以健脾益氣、利尿降壓。但豬瘦肉不宜食用過量,若將其作為日常膳食結構中主要的食物來源,會增加發生高脂血症、動脈粥樣硬化等心血管病的危險。

豆乾

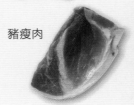
豬瘦肉

Q2：可以自發豌豆苗？

乾豌豆可用於自發豌豆苗。豌豆浸泡一晚，加水至豌豆一半高，蓋上濕布。第二天，豌豆根就冒出來了。繼續蓋濕布，半天換一次水。也可直接噴水。泡的水一定要充足又不能把豌豆淹沒。當根長到 2 厘米左右就可以去掉濕布了，每天噴上兩三次水，移植到沙土中即可長出豌豆苗。

Q3：怎樣吃豌豆苗比較好？豌豆苗應該怎樣挑選？

豌豆苗味道清香，最適宜煲湯食用。用來熱炒、煲湯、涮火鍋都不失為餐桌上的上乘蔬菜。豌豆苗不易保存，建議現買現食，或放入已打洞的透氣保鮮袋，放冰櫃內作短暫儲存。

挑選豌豆苗時，宜選苗莖長白、葉身鮮嫩呈深綠色，呈小巧形狀的豌豆苗。豌豆苗水分比較多，不便保存，最好現買現吃，如果一次吃不完，要烘乾豌豆苗表面水分，放入保鮮袋中，在保鮮袋表面扎幾個孔保存。

Q4：什麼體質的人適合吃豌豆苗？

豌豆苗含有豐富的鉀，尤其對於高血壓病患者非常適宜。它還能美白肌膚，使肌膚清爽不油膩。豌豆苗和豬瘦肉同食，對預防糖尿病有較好的作用；因此，高血壓患者和糖尿病患者可以適當食用。

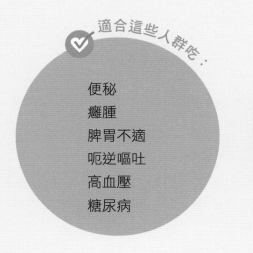

適合這些人群吃：

便秘
癰腫
脾胃不適
呃逆嘔吐
高血壓
糖尿病

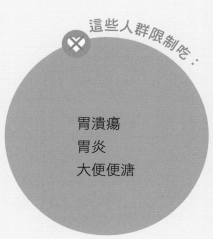

這些人群限制吃：

胃潰瘍
胃炎
大便便溏

洋蔥

- ✅ 減少外周血管和心臟冠狀動脈的阻力
- ✅ 潤腸、理氣和胃、健脾進食、發散風寒

洋蔥性溫，味甘、微辛，入肝、胃、肺經。中醫認為，洋蔥具有潤腸、理氣和胃、健脾進食、發散風寒、溫中通陽、散瘀解毒的功效。

洋蔥中所含的前列腺素，是一種較強的血管擴張劑，能減少外周血管和心臟冠狀動脈的阻力，可對抗人體內兒茶酚胺等物質的升壓作用，又可以促進鈉鹽排泄，使血壓下降。洋蔥富含揮發油，其主要成分為含硫化合物，可殺菌、降血糖、降血脂、抗血栓、防治動脈粥樣硬化和心肌梗塞。

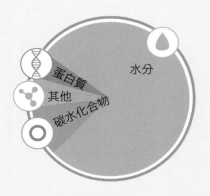

蛋白質
水分
其他
碳水化合物

（注：此圖示為各主要營養成分所佔大致比例）

🌰 洋蔥的營養成分

洋蔥中的營養成分豐富，不僅富含鉀、維他命C、葉酸、鋅、硒、膳食纖維等營養素。還含有二烯丙基二硫化物的揮發油，可降低血脂，防治動脈粥樣硬化。

洋蔥拌木耳

①木耳泡發，洗淨，撕成小朵，焯熟後過涼，瀝乾。

②洋蔥切片；如果覺得洋蔥辛辣，可以焯水過涼再涼拌。

③所有食材混合，加入鹽、生抽、白糖、醋和麻油拌勻即可。

洋蔥　1個
洋蔥能清除體內氧自由基，增強新陳代謝能力，抗衰老，預防骨質疏鬆。

木耳　50克
木耳能有效預防血栓、動脈粥樣硬化以及冠心病。

調味品　適量
調味品包括鹽、生抽、白糖、醋和麻油。

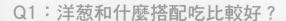

Q1：洋蔥和什麼搭配吃比較好？

茶葉：茶葉中的兒茶素可抗氧化、抗炎、降血脂。茶葉和洋蔥同吃，可抗氧化，減少冠心病的發病率。

木耳：能夠疏通腸胃，潤滑腸道，對高血壓患者也有幫助。木耳和洋蔥同食，可降糖降脂、潤腸理氣。

大蒜：能促進新陳代謝。大蒜和洋蔥同食，有利於充分發揮兩者功效，能降低膽固醇，降低血壓，減少心臟病的發病率。

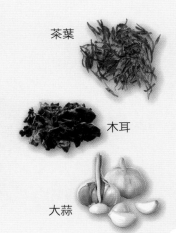

茶葉

木耳

大蒜

Q2：切洗洋蔥有什麼需要注意？

洋蔥所含香辣味對眼睛有刺激作用，患有眼疾、眼部充血時，不宜切洋蔥。切洋蔥前把刀放在冷水中浸一會兒，再切洋蔥就不會刺激眼睛了。洗洋蔥時，千萬注意不要把洋蔥切開才洗，切開的洋蔥若放在水中浸泡，殘留的農藥會隨水進入果實內部，造成更嚴重的污染。

Q3：怎樣吃洋蔥比較好？洋蔥應該怎樣挑選？

炒洋蔥時，在切好的洋蔥中拌入少量的麵粉，可避免洋蔥發軟，且色澤金黃，質地脆嫩。烹製時加上適量白葡萄酒，不僅可防止洋蔥焦糊，且味道更鮮美。洋蔥易熟，不宜炒製時間過長。

選購洋蔥的時候，表皮越乾越好，包卷度越緊越好，最好可以看出透明表皮中帶有茶色的紋理。洋蔥有橘黃色皮和紫皮兩種，橘黃色皮的洋蔥每層比較厚，水分比較多，口感比較脆。紫皮的洋蔥水分少，每層比較薄，易老。

Q4：什麼體質的人適合吃洋蔥？

洋蔥適宜糖尿病、癌症、急慢性腸炎、痢疾患者以及心血管病、消化不良者食用，患有皮膚瘙癢性疾病、眼疾以及胃病、肺胃發炎者少吃。洋蔥辛溫，熱病患者應慎食。

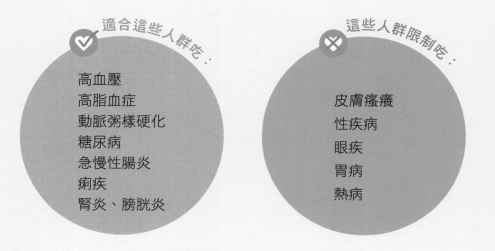

適合這些人群吃：

高血壓
高脂血症
動脈粥樣硬化
糖尿病
急慢性腸炎
痢疾
腎炎、膀胱炎

這些人群限制吃：

皮膚瘙癢
性疾病
眼疾
胃病
熱病

牛蒡

☑ 擴張血管、降血壓

☑ 清熱解毒、疏風利咽、消腫

牛蒡性寒，味辛、苦，入肺經。中醫認為，牛蒡具有清熱解毒、疏風利咽、消腫的功效。

牛蒡果實中含有的牛蒡苷，有擴張血管、降血壓、降血糖、抗菌的作用。牛蒡根中所含的膳食纖維，可吸附腸道內多餘的鈉，並使其隨糞便排出體外，從而達到降血壓的目的。還可以降低體內膽固醇，減少毒素、廢物在體內的積存，防止血脂升高。

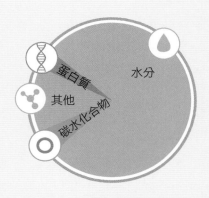

蛋白質

水分

其他

碳水化合物

（注：此圖示為各主要營養成分所佔大致比例）

🥬 牛蒡的營養成分

牛蒡含膳食纖維、蛋白質、鈣、磷、鐵等人體所需的多種營養成分，還含有菊糖及揮發油、牛蒡酸、多種多酚物質及醛類，並富含氨基酸。

推薦菜單 牛蒡三絲

① 牛蒡去皮，切成細絲；牛蒡去皮後容易變黑，可以將它放在醋水中浸泡。
② 紅蘿蔔、青椒分別洗淨，切細絲；大葱、大蒜切片。
③ 熱鍋倒入適量植物油，加葱片、蒜片翻炒，倒入所有蔬菜翻炒均勻，再倒入適量豉油，繼續翻炒，加鹽和白糖調味即可。

牛蒡　1根
牛蒡可降血糖、降血壓、降血脂，還可治療失眠，提高人體免疫力。

紅蘿蔔　1根
紅蘿蔔所含的琥珀酸鉀，有助於防止血管硬化，降低膽固醇。

青椒　1個
青椒能增強人的體力，緩解因工作、生活壓力造成的疲勞。

調味品　適量
調味品包括大葱、大蒜、豉油、白糖和鹽等。

Q1：牛蒡和什麼搭配吃比較好？

豬腸：不像豬肚那樣厚，含有適量脂肪，主要營養成分為肝素、胰泌素、膽囊收縮素、抑胃肽等。豬腸和牛蒡一起吃，能潤腸燥、消腫毒。但內臟中膽固醇含量較高，平時要少吃。

豬腸

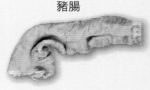

蓮藕：能涼血、散瘀，含黏液蛋白和膳食纖維，能與人體內膽酸鹽，食物中的膽固醇及甘油三酯結合，使其從糞便中排出，而減少脂類的吸收。蓮藕和牛蒡搭配吃，能促進排毒。

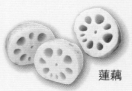

蓮藕

Q2：牛蒡的儲存

牛蒡含有大量的鐵質，只要暴露在空氣中就會氧化成黑褐色，為了避免變色，切好的牛蒡要立刻放入水中浸泡才不會氧化，也可將處理好的牛蒡泡入濃度 3% 的醋水中 15 分鐘，一來可使牛蒡的色澤更加潔白，二來也可保有牛蒡本身的特殊香氣。

Q3：怎樣吃牛蒡比較好？牛蒡應該怎樣挑選？

牛蒡食用方法很多，可做菜或煲湯食用，也可入藥，亦可作茶飲用。將牛蒡絲泡在水裡，當水變成鐵鏽色時，必須再換水，否則不能保持牛蒡的原色。

牛蒡以長度在 60 厘米以上、直徑約為 1 元硬幣大小、形態筆直無分叉、整體粗細均勻一致者較佳。表皮長鬚根，質地粗糙的不新鮮。手握牛蒡較粗一段，如牛蒡自然彎曲下垂，表示此牛蒡十分新鮮細嫩，口感上佳。

Q4：什麼體質的人適合吃牛蒡？

牛蒡對腎虛體弱者、高脂血症、糖尿病、類風濕和肥胖等人群有益。牛蒡鹼性很強，患接觸性皮炎或濕疹的人，最好少用。牛蒡較寒，所以孕婦、產婦、經期中的女性，或體質較虛寒者，不宜大量食用。

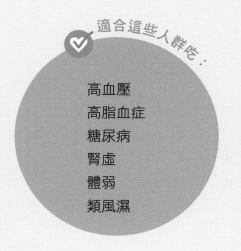

適合這些人群吃：

高血壓
高脂血症
糖尿病
腎虛
體弱
類風濕

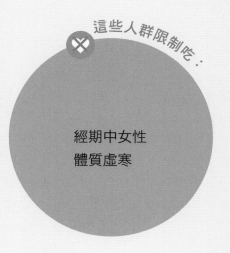

這些人群限制吃：

經期中女性
體質虛寒

馬蹄

✅ 降血壓
✅ 清熱解毒、涼血生津、利尿通便、化濕祛痰、消食除脹

馬蹄性微寒，味甘，入肺、胃經。中醫認為，馬蹄性寒，具有清熱解毒、涼血生津、利尿通便、化濕祛痰、消食除脹的功效。

馬蹄中的磷含量是所有莖類蔬菜中含量最高的，磷元素可以促進人體發育，同時可以促進體內的糖類、脂肪、蛋白質三大物質的代謝，調節酸城平衡。馬蹄中含有馬蹄英，對降低血壓有一定效果。馬蹄對預防癌症也有一定作用。

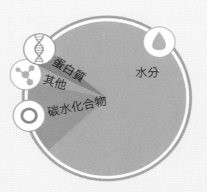

（注：此圖示為各主要營養成分所佔大致比例）

 馬蹄的營養成分

馬蹄富含澱粉、蛋白質、膳食纖維、鈣、磷、鐵、維他命 B_1、維他命 B_2、維他命 C 等。還含有抗癌、降低血壓的有效成分——馬蹄英。

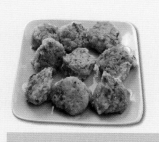

推薦菜單

馬蹄蝦球

① 馬蹄洗淨去皮，切丁。

② 蝦仁洗淨剁泥，加馬蹄丁、料酒、澱粉、蛋白、鹽、核桃芝麻粉製成丸子。

③ 將丸子放入油鍋中，炸至金黃色撈出；將蝦球複炸一下，撈出即可。

④ 如果不喜歡油炸食物，也可將馬蹄和蝦仁炒熟食用。

馬蹄　200 克
馬蹄既可做水果生吃，又可做蔬菜食用。

蝦仁　200 克
蝦營養豐富，能增強人體的免疫力，補腎壯陽，抗早衰。

雞蛋　1 個
雞蛋含優質蛋白質，飽和脂肪酸含量較少，對心腦血管病影響不大。

調味品　適量
調味品包括料酒、澱粉、鹽、核桃芝麻粉等。

Q1：馬蹄和什麼搭配吃比較好？

木耳：可防治缺鐵性貧血。木耳和馬蹄同吃，能補氣強身，對高血壓患者有一定的幫助。

木耳

香菇：是具有高蛋白、低脂肪、多糖、多種氨基酸和多種維他命的菌類食物，可提高機體免疫力，延緩衰老，具有降血壓、降血脂、降膽固醇的功效。香菇和馬蹄搭配，能益胃助食。

香菇

核桃：能補腎助陽，補肺斂肺，潤腸通便。馬蹄和核桃一起吃，有利於消化。

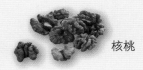
核桃

Q2：如何快速去馬蹄皮？

用比較有摩擦力又透水的袋子，放在水裡使勁搓，這樣比較容易洗乾淨，之後再用小刀刮皮。買的時候，一定要挑芽比較短的，鮮甜且容易去皮，先削中間和底部，最後削芽口，如果挑的都是芽最短的，上面只有平平的一點，用削皮刀一下就削掉了。

Q3：怎樣吃馬蹄比較好？馬蹄應該怎樣挑選？

馬蹄不宜生吃，因為馬蹄生長在泥中，外皮和內部都有可能附著較多的細菌和寄生蟲，烹製前必須洗淨、去皮，最好用開水燙一下。熟食多用於做配料，也可用於炒、燒或做餡心。

馬蹄的上市季節在冬春兩季，選購時，應選個體大的，外皮呈深紫色且芽短粗的。選馬蹄時，可以聞一聞馬蹄的味道，如有刺鼻的味道或別的異味，就不要購買，可能是被浸泡處理過。在挑選馬蹄時，要注意觀察有無變質、發軟、腐敗等狀況，還可用手擠馬蹄的角，若浸泡過，手上會沾上黃色的汁液。

Q4：什麼體質的人適合吃馬蹄？

馬蹄對於高血壓、便秘、糖尿病、小便淋漓澀痛、尿道感染患者均有一定功效，而且還可預防流行性腦膜炎及流行性感冒的傳播，馬蹄不適宜消化力弱、脾胃虛寒、有血瘀者食用。

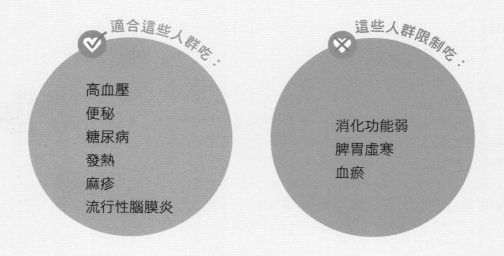

適合這些人群吃：
高血壓
便秘
糖尿病
發熱
麻疹
流行性腦膜炎

這些人群限制吃：
消化功能弱
脾胃虛寒
血瘀

南瓜

- 降血糖
- 潤肺益氣、化痰排膿、驅蟲解毒

南瓜性溫，味甘，入脾、胃經。中醫認為，南瓜能潤肺益氣、化痰排膿、驅蟲解毒、治咳止喘、潤腸通便，並有利尿、美容等作用。

南瓜中含有豐富的礦物質，而且鈉元素的含量很低，有利於高血壓患者預防血壓升高。南瓜所含的果膠能和體內多餘的膽固醇結合，減少膽固醇的吸收，使血液中膽固醇濃度下降，預防動脈粥樣硬化。南瓜脂肪含量很低，是很好的低脂蔬菜。

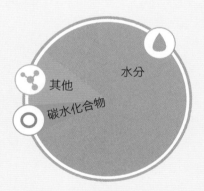

（注：此圖示為各主要營養成分所佔大致比例）

南瓜的營養成分

南瓜含有澱粉、蛋白質、胡蘿蔔素、B 族維他命、維他命 C 和鈣、磷等成分。其所含果膠可保護胃腸道黏膜，免受粗糙食品刺激，促進潰瘍面癒合，適宜胃病患者。

南瓜山藥粟米餅

推薦菜單

① 南瓜、山藥去皮，蒸熟，壓泥；也可將山藥蒸熟後再去皮，更方便。

② 粟米粒中加南瓜泥、山藥泥，加調味品拌勻，做成小餅備用。

③ 油鍋燒熱，放入小餅，用小火煎至金黃即成。

粟米粒 200 克
粟米富含亞油酸，它和胚芽中的維他命 E 可降低血液膽固醇濃度。

南瓜 50 克
南瓜含有果膠，果膠吸附性佳，能黏結和消除體內細菌毒素。

山藥 50 克
山藥可滋養強壯，助消化，斂虛汗，止瀉。

調味品 適量
調味品包括澱粉、白糖、鹽等。

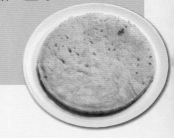

Q1：南瓜和什麼搭配吃比較好？

糙米：糙米中米糠和胚芽部分的 B 族維他命和維他命 E，能提高人體免疫功能，促進血液循環。糙米和南瓜同食，可防治貧血。

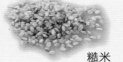

糙米

紅棗：富含維他命，有「天然維他命丸」的美譽，可滋陰補陽，補血。南瓜和紅棗同食，能補脾益氣、解毒止痛。

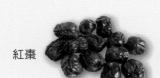

紅棗

豬肝：是理想的補血佳品之一。豬肝和南瓜同吃，可補中益氣、養肝、明目。但內臟中膽固醇含量較高，平時要少吃。

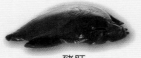

豬肝

Q2：南瓜子可以吃嗎？

南瓜食用價值很高，南瓜子亦可炒食。炒製南瓜子，以香脆為度，不可炒太久。到市場一定要選購質量好的南瓜子，生熟均可，要選購個大、籽粒飽滿、無黴爛變質、無蟲蛀的南瓜子，購回之後要進行篩選，清除雜質，防止「病從口入」。

Q3：怎樣吃南瓜比較好？南瓜應該怎樣挑選？

南瓜既當菜又代糧。嫩南瓜水分多，瓜肉薄而脆；老南瓜則較面較甜，可蒸熟食用，也可煮成南瓜粥食用。

選購時，同樣大小的南瓜，要挑選分量較重的。購買已經切開的南瓜，則選擇果肉厚，新鮮水嫩不乾燥的。

Q4：什麼體質的人適合吃南瓜？

南瓜尤其適宜肥胖者、糖尿病患者和中老年人食用；南瓜性溫，胃熱熾盛者、氣滯中滿者、濕熱氣滯者少吃；患有腳氣、黃疸、氣滯濕阻病者忌食。

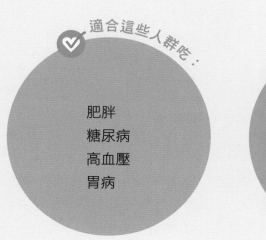

適合這些人群吃：

肥胖
糖尿病
高血壓
胃病

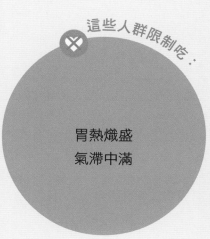

這些人群限制吃：

胃熱熾盛
氣滯中滿

大葱

- 促進血液循環
- 發表通陽、解毒調膩、發汗抑菌、
  舒張血管

大葱性溫，味辛，入肺、胃經。大葱具有發表通陽、解毒調膩、發汗抑菌和舒張血管的作用。大葱可降低壞膽固醇的堆積，經常吃大葱的人，即便脂多體胖，其膽固醇並不會增高，而且體質強壯。

大葱所含的蘋果酸和磷酸糖能興奮神經，可防止血壓升高所致的頭暈，使大腦保持靈活，並可預防認知障礙症。大葱的揮發油和辣素，能祛除腥膻等油膩厚味菜餚中的異味，產生特殊香氣，如果與蘑菇同食還可以起到促進血液循環的作用。

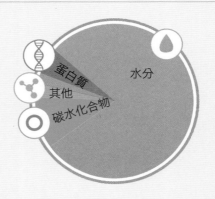

蛋白質　　　水分

其他

碳水化合物

（注：此圖示為各主要營養成分所佔大致比例）

 大葱的營養成分

大葱含有揮發性油、脂肪、糖類、胡蘿蔔素、B族維他命、維他命C、菸酸、鈣、鎂、鐵等成分。葱葉部分比葱白部分含有更多的維他命C及鈣。

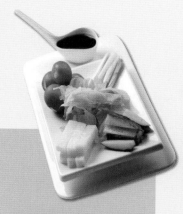

推薦菜單 蘸醬菜

① 櫻桃蘿蔔、白蘿蔔、大葱和青瓜、生菜洗淨，將白蘿蔔、大葱和青瓜切成條，生菜撕片。準備一份大醬，蘸醬吃。

② 如果選擇小白菜等綠葉菜，也可以焯一下再食用。

大葱
大葱富含維他命 C，可促進血液循環，防止血壓升高所致的頭暈。

櫻桃蘿蔔
櫻桃蘿蔔能促進腸胃蠕動、增進食慾、幫助消化，還能抗菌。

白蘿蔔
白蘿蔔可清熱生津、涼血止血、下氣寬中、消食化滯、順氣化痰。

青瓜
青瓜中所含的丙醇二酸，可抑制糖類物質轉變為脂肪，能減肥。

Q1：大葱和什麼搭配吃比較好？

蠶豆：蛋白質含量豐富，可補中益氣，健脾益胃，清熱利濕，止血降壓，澀精止帶。蠶豆和大葱搭配吃，可以增加蛋白質的吸收。

蘑菇：蘑菇中的有效成分可增強 T 淋巴細胞功能，從而提高機體抵禦各種疾病的免疫功能。蘑菇口味鮮，與其他食品一起烹飪時，風味極佳，和大葱一起吃，有促進血液循環的作用。

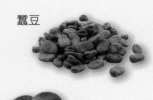

蠶豆

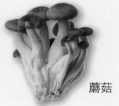

蘑菇

Q2：大蔥只能食用嗎？

大蔥除食用外，還有些小用途：不小心煮糊了飯，馬上取一根較粗的大蔥，洗淨切成散段，趁飯還熱著將鮮蔥插入飯中，立即蓋上鍋蓋。過 10 分鐘後揭鍋而聞，你會驚喜地發現糊焦味沒了；水餃容易煮破，別擔心，水開前往鍋裡放些大蔥段，開後再下餃子，不僅不破，盛在碗裡也不易黏連。

Q3：怎樣吃大蔥比較好？大蔥應該怎樣挑選？

大蔥可生吃，也可涼拌當小菜食用。作為調料，多用於去除葷、腥、羶，以及其他有異味的菜餚、湯羹，對沒有異味的菜餚、湯羹也起增味增香作用。

大蔥因上市時間不同而分鮮蔥和乾蔥兩種。鮮蔥秋季上市，乾蔥經貯藏後冬季上市。鮮蔥新鮮青綠，無枯、焦、爛葉，蔥株粗壯勻稱、硬實，無折斷，紮成捆蔥白長，管狀葉短、無泥水，根部不腐爛。好的乾蔥蔥株粗壯均勻，無折斷破裂，葉乾燥。

Q4：什麼體質的人適合吃大蔥？

大蔥對於腦力勞動者更宜；患有胃腸道疾病特別是潰瘍病的人不宜多食；另外大蔥對汗腺刺激作用較強，有腋臭的人在夏季應慎食；表虛、多汗者也應忌食；過多食用大蔥還會損傷視力。

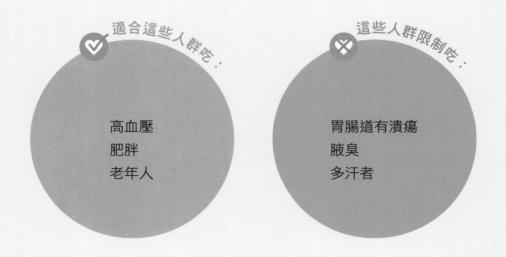

適合這些人群吃：

高血壓
肥胖
老年人

這些人群限制吃：

胃腸道有潰瘍
腋臭
多汗者

大蒜

- ✔ 抑制血小板凝聚
- ✔ 溫脾暖胃、解毒殺蟲、消腫止痛、止瀉止痢

大蒜性溫，味辛，入脾、胃、肺經。大蒜具有溫脾暖胃、解毒殺蟲、消腫止痛、止瀉止痢、驅蟲的功效，有助於消除疲勞，幫助集中注意力，同時具有延緩衰老的效果。

大蒜中所含的大蒜素能抑制血小板凝聚，而這種抑制劑本身還能抑制膽固醇的合成。大蒜中的類黃酮能抑制血管中的膽固醇氧化黏在血管上。大蒜能抑制膽固醇吸收，具有明顯的降血脂及預防冠心病的作用。另外，大蒜可幫助保持體內某種酶的適當數量而避免出現高血壓，是天然的降壓藥物，可減少心腦血管栓塞。

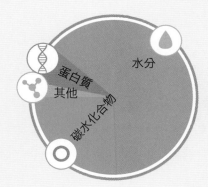

水分

蛋白質

其他

碳水化合物

（注：此圖示為各主要營養成分所佔大致比例）

 大蒜的營養成分

大蒜含多種維他命、蛋白質、碳水化合物、蒜素、檸檬醛以及硒和鍺等微量元素。含有磷、鉀以及多種氨基酸成分，有很好的降血壓、降血糖作用。

蒜蓉粉絲蒸扇貝

① 粉絲泡軟剪段。大蒜切末，爆香。

② 一半蒜末裝入碗中，加蒸魚豉油調成味汁。

③ 粉絲墊在扇貝肉下，把剩下的一半蒜末分放在每個扇貝肉上。

④ 入蒸鍋大火蒸5分鐘出鍋，澆上調味汁，撒蔥花即可。（蒸扇貝時間不宜太長，以免肉質變老。）

扇貝　3個
扇貝含有豐富的維他命E，能抑制皮膚衰老，防止色素沉著。

粉絲　1小紮
粉絲有良好的附味性，它能吸收各種鮮美湯料的味道。

大蒜　5瓣
大蒜可抗菌消炎，保護肝臟，保護心血管，防治高脂血症和動脈硬化。

調味品　適量
調味品包括小蔥、蒸魚豉油和鹽等。

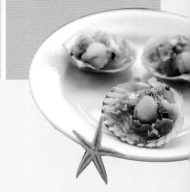

Q1：大蒜和什麼搭配吃比較好？

西蘭花：蒜香西蘭花是一道家常菜。西蘭花營養豐富，含蛋白質、糖、脂肪、維他命C和胡蘿蔔素等。西蘭花和大蒜一起吃，能抑制膽固醇吸收，降血脂。

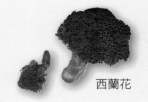

西蘭花

西瓜：不含脂肪和膽固醇，富含葡萄糖、蘋果酸、果糖、氨基酸、茄紅素及豐富的維他命C等物質。西瓜和大蒜一起吃，對慢性腎炎水腫和肝硬化腹水有一定的療效。

西瓜

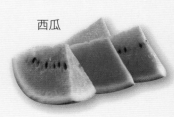

Q2：如何存儲大蒜？

大蒜保存前，千萬別清洗。將錫紙剪成大小合適的尺寸，將大蒜包裝，儘量在包裹時將錫箔紙緊貼大蒜。包裹好後放在室內陰涼通風的地方，不需要佔用雪櫃內的空間。這樣的方法，可以保證大蒜即使在室外也不變乾，不發黴，且保存時間至少在一個月以上。錫箔紙可反復使用，不會浪費。

Q3：怎樣吃大蒜比較好？大蒜應該怎樣挑選？

大蒜做配料能起調味和殺菌作用。可以在吃肉、煮粥或涼拌時搭配大蒜食用，可以醃製鹹蒜或糖蒜。糖蒜的製作方法：將新蒜去皮，洗淨，放入鹽水中浸泡1天，目的在消毒、去除辛辣味；將糖醋汁等所有調料放入鍋中燒開（目的在消毒），晾涼；將糖醋汁倒入已消毒晾乾的密封罐中，放入浸泡好的大蒜，密封好放在陰涼通風的地方保存，經常晃一晃使糖蒜均勻浸泡在糖醋汁中，2週以後即可入味食用，可保存2個月。

大蒜要選購蒜頭大，包衣緊，蒜瓣大且均勻，味道濃厚，辛香可口，汁液黏稠的。

Q4：什麼體質的人適合吃大蒜？

大蒜辛溫，多食生熱，且對局部有刺激，陰虛火旺、目口舌有疾者忌食；患有胃潰瘍、十二指腸潰瘍、肝病以及陰虛火旺者忌用。大蒜特別適宜肺結核、癌症、高血壓、動脈硬化患者。

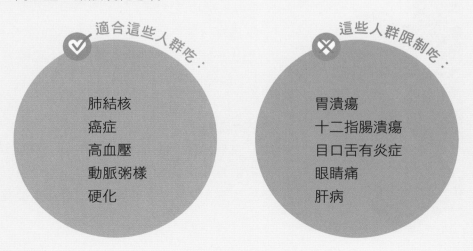

適合這些人群吃：
肺結核
癌症
高血壓
動脈粥樣
硬化

這些人群限制吃：
胃潰瘍
十二指腸潰瘍
目口舌有炎症
眼睛痛
肝病

烏梅

烏梅具有斂肺止咳、澀腸止瀉、止血、生津的功效，含有檸檬酸、蘋果酸、琥珀酸、糖類、穀甾醇、維他命 C 等成分，具有理想的抗菌作用。

烏梅所含的枸櫞酸、檸檬酸、蘋果酸以及琥珀酸具有降壓、安眠的功效，可緩解由高血壓引起的頭暈、夜間失眠的症狀。每次食用烏梅在 6~12 克，不要長時間食用。

✓ 山楂 ＋ 烏梅

　　平降肝火，幫助脾胃消化、滋養肝臟

✓ 桂花 ＋ 烏梅

　　行氣散瘀、生津止渴

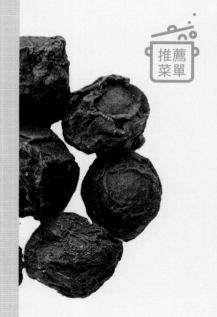

推薦菜單

洛神花烏梅汁
① 烏梅、山楂浸泡 30 分鐘，洗淨；甘草、陳皮、洛神花洗淨。
② 烏梅、甘草、山楂、陳皮放入適量水中，用中火煮半小時，放洛神花和冰糖略煮盛出，放涼即可。

烏梅玫瑰露
① 烏梅洗淨，浸泡 10 分鐘；玫瑰花洗淨。
② 玫瑰花與烏梅放入茶壺中，加開水，蓋上蓋泡 10 分鐘，待水變溫後加蜂蜜攪勻即可。

藍莓

藍莓能降低膽固醇，增強心臟功能，藍莓富含維他命 E、B 族維他命、超氧化物歧化酶、熊果苷、蛋白質、花青苷、膳食纖維以及豐富的鉀、鐵、鋅、鈣等礦物質元素。

藍莓中豐富的維他命 C 具有預防癌症，防禦心臟病的功效。藍莓含果膠豐富，花青素可強化血管抗氧化能力，保護人體心腦血管的健康。藍莓中的花色苷有很強的抗氧化性，對於抑制血小板聚集，預防大腦病變、動脈粥樣硬化等症具有一定的效果，同時還可以強化毛細血管，改善血液循環，減弱血小板的黏滯性，防止血凝塊產生，增強心腦功能，增強兒童骨質密度，防止便秘。常吃藍莓，還可降低老年性黃斑變性危險。

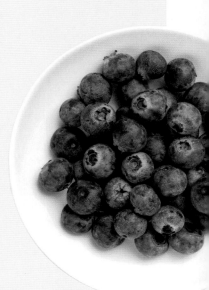

✅ 乳酪＋藍莓

壯骨，增強免疫力

推薦菜單

藍莓乳酪
藍莓醬加入乳酪中，稍加攪拌，藍莓洗淨瀝乾，放入乳酪中點綴即可。

藍莓葡萄汁
葡萄洗淨，去籽；藍莓洗淨瀝乾，將藍莓和葡萄放入攪拌機中，加適量水攪拌即可。

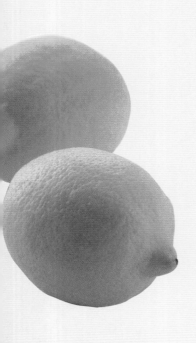

檸檬

檸檬性平，味酸、甘，入肝、胃經。檸檬具有化痰止咳、生津、健脾的功效。

檸檬富含維他命 C 和維他命 P，能增強血管彈性和韌性，可預防和治療高血壓和心肌梗塞。近年來國外研究還發現，青檸檬中含有一種近似胰島素的成分，可以使異常的血糖值降低。

✅ **鹽 ＋ 檸檬**

　　緩解痰多咽乾的症狀

✅ **蜂蜜 ＋ 檸檬**

　　也可用蜂蜜醃漬檸檬片，每天泡水飲用

推薦菜單

薏米檸檬水
① 薏米加水和冰糖，煮 1 個小時，開蓋晾涼。
② 檸檬切薄片，投入放涼的薏米水中即可。

檸香苦瓜
① 苦瓜洗淨，去籽，撒一點鹽在苦瓜裡，稍微揉搓一下。苦瓜切片，上碟。
② 檸檬汁、蜂蜜混合，倒在苦瓜上，再加一小勺白醋，放入雪櫃冷藏 2 小時即可。

紅棗

紅棗具有補中益氣、補益脾胃、滋養陰血、養心安神、緩和藥性的功效，含有天然的果糖、蛋白質、鈣、鐵、鎂、胡蘿蔔素、維他命 C、維他命 B_1、維他命 B_2 等人體需要的營養元素。

紅棗具有維持毛細血管通透性，改善微循環，預防動脈粥樣硬化的作用。紅棗富含維他命，被稱為「天然維他命丸」。當中的維他命 C 對維持血管壁彈性，促進膽固醇排泄，抗動脈粥樣硬化很有益。紅棗中含有環磷酸腺苷，它可以改善人體微循環，擴張冠狀動脈，增加腦和心臟的供血量，減慢心率，降低心肌耗氧量而改善缺血心肌的代謝，進而可防治心腦血管病。紅棗中還含有三萜類物質，具有保肝降脂、增強機體免疫力的作用。

☑ 番茄＋紅棗

補虛健胃、益肝養血

紅棗香菇粥
① 香菇和雞肉洗淨，切丁；紅棗洗淨，去核。
② 把紅棗、香菇丁、雞肉丁和薑末、葱末、鹽、料酒、白糖、大米一起放入鍋內燉熟成粥即可。

銀耳紅棗蓮子羹
① 銀耳泡發洗淨，撕小片；紅棗洗淨去核；蓮子泡發去芯。
② 將以上材料一同放入砂鍋中，燉煮至蓮子軟爛即可。

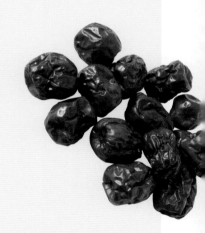

蘋果

蘋果具有生津、潤肺、除煩解暑、開胃、醒酒、止瀉的功效，含有豐富的碳水化合物、微量元素、有機酸、果膠、蛋白質、鈣、磷、鉀、鐵、B 族維他命、維他命 C 和膳食纖維等。

蘋果中的果膠可以降低膽固醇；它含有類黃酮，可以減少冠心病的發生；它還含有非常豐富的抗氧化物，可減少癌症發生的機會。蘋果富含果酸、類黃酮、維他命 E 和維他命 C 等營養成分，可使積蓄在體內的脂肪分解，對推遲和預防動脈粥樣硬化發作有明顯作用。蘋果高鉀低鈉，可有效預防高血壓。午飯前半小時或午飯後半小時是吃蘋果的最佳時間。

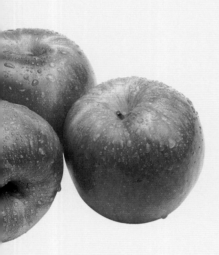

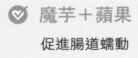 魔芋＋蘋果

促進腸道蠕動

 蘆薈＋蘋果

生津止渴、健脾益腎、消食順氣

推薦菜單

蘋果檸檬芹菜汁
① 蘋果、芹菜分別洗淨切成適當大小。
② 檸檬洗淨，去皮切塊，與蘋果、芹菜一起放入攪拌機加冷水打碎，即可飲用。

蘋果石榴飲
① 蘋果洗淨，去皮、核，切小塊。
② 蘋果塊、石榴子、冷水一起入鍋中，大火煮開後，改小火煮 5~10 分鐘即可。

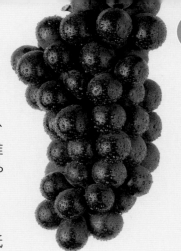

葡萄

葡萄有補氣血、益肝腎、生津液、止咳除煩、補益氣血、通利小便的功效，含有礦物質鈣、鉀、磷、鐵以及維他命 B_1、維他命 B_2、維他命 B_6、維他命 C 和維他命 P 等，還含有多種人體所需的氨基酸。

葡萄中的白藜蘆醇能很好地阻止血栓形成，並能降低人體血清膽固醇水平，降低血小板的凝聚力，鬆弛血管平滑肌，對預防心腦血管病有一定作用。每天食用適量的鮮葡萄，不僅會減少心血管疾病的發病風險，還特別有益於那些局部缺血性心臟病和動脈粥樣硬化心臟病患者的健康。鮮葡萄中的花青素、山奈酚及單寧，有很強的抗氧化能力，能「清洗」血液，防止膽固醇斑塊的形成。葡萄皮含白藜蘆醇、鞣酸、青花素，最好一起吃掉。

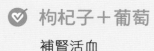 枸杞子＋葡萄

補腎活血

 推薦菜單

紅葡萄汁
將紅葡萄洗淨，去籽後放入榨汁機中榨成果汁，用紗布過濾後，加適量蜂蜜調勻即可食用。

葡萄檸檬汁
① 將葡萄洗淨，檸檬去皮切成四份。
② 將葡萄、去皮檸檬放入榨汁機內壓榨成汁，加入冰糖粉調味即可。

西瓜

西瓜具有清熱解暑、生津止渴、利尿除煩的功效，西瓜除不含脂肪和膽固醇以外，含有葡萄糖、果糖、蔗糖、膳食纖維，以及鈣、磷、穀氨酸、瓜氨酸等。

西瓜含有豐富的維他命 C，能降低血脂，軟化血管，防治心血管病。西瓜中的番茄紅素可有效降低膽固醇和血壓，防止高脂血症、高血壓及冠心病。西瓜中的鉀有利於鈉的排泄，可預防因鈉過量引起的高血壓。

西瓜果皮、果肉、種子都可食用、藥用。西瓜皮中所含的瓜氨酸和鉀，具有止渴利尿作用，能促進膽色素排泄，並具有清熱解暑、瀉火除煩等作用，可以拌涼菜食用。新鮮的西瓜汁和鮮嫩的瓜皮可以增加皮膚彈性。

✔ 綠茶＋西瓜
可生津止渴，清新口氣

✔ 熟大蒜＋西瓜
有清熱利尿、行滯降壓的功效

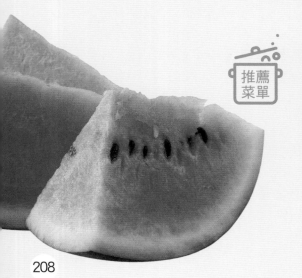

推薦菜單

西瓜雪梨飲

① 西瓜取瓤，去籽，切成小塊；西瓜加適量涼開水放入榨汁機中榨汁。

② 雪梨洗淨，去皮、核，切成片，放入西瓜汁中，放雪櫃冷藏 10 分鐘左右飲用。

香蕉

香蕉具有清熱、生津止渴、潤肺滑腸的功效，香蕉營養高、熱量低，含有被稱為「智慧之鹽」的磷，又有豐富的蛋白質、鉀、維他命 C 和膳食纖維。

香蕉屬高鉀食品，而鉀對人體中的鈉具有抑制作用。多吃香蕉，可降低血壓，預防高血壓等心腦血管病。香蕉中的鎂有利於維持正常的心肌活動。另外，香蕉對因心腦血管病導致的失眠或情緒緊張也有療效；因為香蕉含有色氨酸，具有安撫神經的效果，鎂也可幫助舒緩神經，因此在睡前吃點香蕉，可起一些鎮靜作用。香蕉中的鎂和果寡糖，有緩瀉作用，有利於通便。但關節炎患者和糖尿病患者不宜吃香蕉。

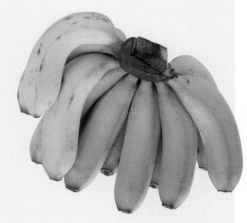

✅ 銀耳＋香蕉

養陰潤肺、生津整腸

✅ 桃＋香蕉

潤喉、提振食慾

推薦菜單

拔絲香蕉
① 香蕉去皮切塊；雞蛋打散，與麵粉拌勻。
② 白糖、純麥芽加水在鍋中煮，待白糖溶化，小火熬至呈黃色。
③ 另取鍋加油燒熱，香蕉塊裹上麵糊投入油中，炸至金黃色時撈出，倒入糖汁中拌勻即可。

奇異果

奇異果具有清熱解毒、生津止渴、利尿通淋的功效，除含有豐富的維他命 C、維他命 E 以及鉀、鎂、膳食纖維之外，還含有葉酸、胡蘿蔔素、鈣、黃體素、氨基酸、天然肌醇。

奇異果中高含量的維他命 C 能夠明顯降低體內的血清膽固醇和甘油三酯，對高血壓有很好的食療效果。奇異果還屬高鉀高鈣的水果，有利於排鈉，舒張血管，降低血壓。奇異果中的胡蘿蔔素、維他命 E 和多酚類物質還可以提供抗氧化力，清除血液中脂質垃圾、消除炎症。

奇異果是膳食纖維豐富的低脂肪水果，能夠降低膽固醇，幫助消化。其中的肌醇可促進脂肪的代謝，預防動脈粥樣硬化。一天一個即可，可常食。

✅ 松子＋奇異果

二者搭配，可促進人體對鐵的吸收

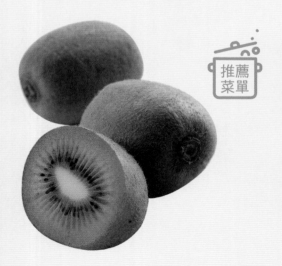

推薦菜單

奇異果薄荷汁
① 奇異果削皮，切塊；蘋果切塊，去籽；薄荷葉洗淨。
② 放入榨汁機中一起打成汁，攪勻即可。

奇異果蜜飲
新鮮奇異果取其果肉，搗爛，研成細糊狀，加冷水攪拌調成汁，調入蜂蜜即可。

橘柑

橘柑具有開胃理氣、解渴潤肺的功效，含有非常豐富的蛋白質、有機酸、維他命以及鈣、磷、鎂、鈉等人體必需的元素。

橘柑中的橙皮苷和川陳皮素可消除炎症、稀釋血液、降低機體膽固醇含量。橘柑中所含的鉀對降血壓有效果。橘柑中的維他命 C 除具有抗氧化作用外，也有降壓效果，同時對促進膽固醇排泄、防止脂質氧化和避免動脈粥樣硬化也具有一定作用。橘柑絡能順氣化痰，吃橘柑時不要去掉。

✔ 核桃＋橘柑

可使臉色紅潤、預防貧血、增強體力

推薦菜單

橘柑醬
① 橘柑去皮，放入攪拌機裡打成漿倒入鍋中，加水、冰糖，大火燒開，小火煮 20 分鐘關火，再把用涼水泡軟的吉利丁片放入鍋中融化。
② 放涼後，放入瓶中即可。

橘柑汁
橘柑去皮，放入榨汁機中榨汁，加入用溫開水調好的蜂蜜水中即可飲用。

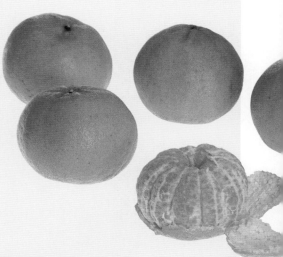

柚子

柚子具有健脾、止咳、解酒的功效，富含柚皮苷、新橙皮苷、胡蘿蔔素、B 族維他命、維他命 C、礦物質、糖類及揮發油等。

柚子中含有利於高血壓患者降壓的鉀元素，幾乎不含鈉，是患有心腦血管病及腎病患者（如果患有腎功能不全並伴有高鉀血症，則嚴禁食用）最佳的食療水果之一。柚子中含有大量維他命 C，可以降低血液中的膽固醇；柚子的果膠不僅可降低低密度脂蛋白水平，還可以降低動脈壁的損壞程度。開水泡柚子皮代茶飲，對老年性咳嗽氣喘有效。

✓ **栗子＋柚子**

有助於預防感冒，防治牙齦出血，幫助傷口癒合

✓ **番茄＋柚子**

低熱、低糖

推薦菜單

蜂蜜柚子茶

① 柚子皮洗淨，切絲，放入鹽水裡泡 1 小時，再放入清水鍋中煮 10 分鐘，柚子肉掰成小塊。
② 把處理好的柚子皮和果肉放入乾淨無油的鍋中，加適量水和冰糖，小火熬 1 個小時至黏稠。
③ 等放涼後，加入蜂蜜，攪拌均勻即可。

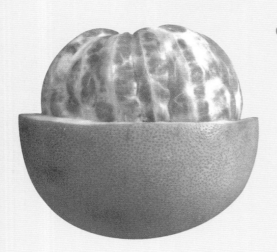

柿子

柿子具有清熱潤肺、生津止渴、健脾化痰的功效。含有豐富的胡蘿蔔素、核黃素、維他命等營養元素。

柿子中含有黃酮苷，可降低血壓，增加冠狀動脈流量，且能活血消炎，有改善心血管功能和防止冠心病心絞痛的作用。另外柿子中的鞣質也有降血壓的作用。柿子中含有豐富的維他命 C，可降低血液中的膽固醇，對減少動脈粥樣硬化和靜脈血栓的發生有一定的作用。但不宜空腹吃柿子，易引起噁心、嘔吐、胃潰瘍。

✅ 蜂蜜＋柿子

對治療甲狀腺功能亢進很有幫助

推薦菜單

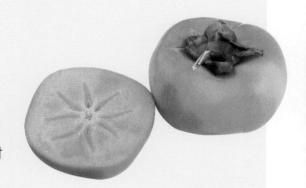

柿子醬
① 將軟的柿子去皮、去蒂。
② 放入小鍋中搗成糊，加入適量水、冰糖和檸檬汁，煮至黏稠，關火，裝入乾淨的密封玻璃容器中冷卻後就可以了。

柿子草莓檸檬汁
① 熟柿子挖出果肉，草莓去蒂，檸檬去皮。
② 將三者一同放入攪拌機中打成汁即可。

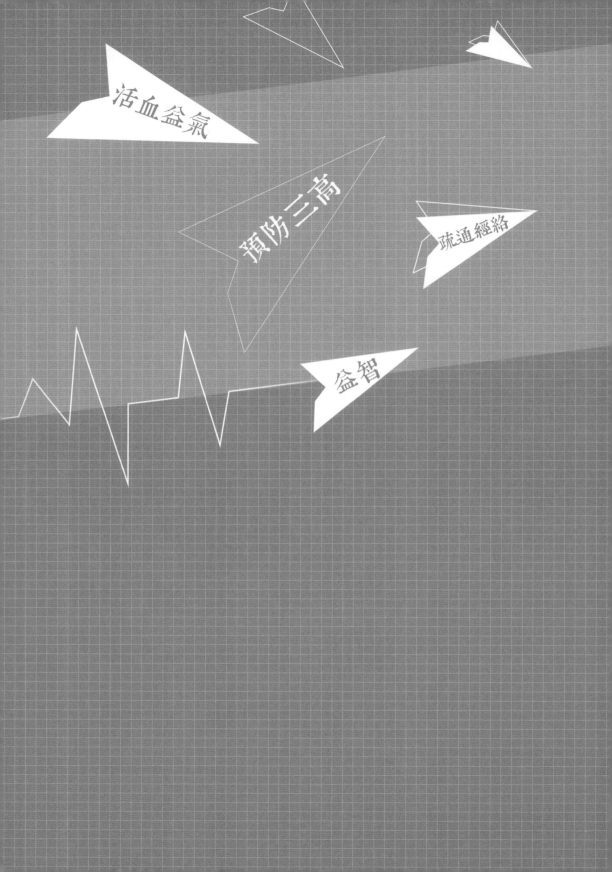

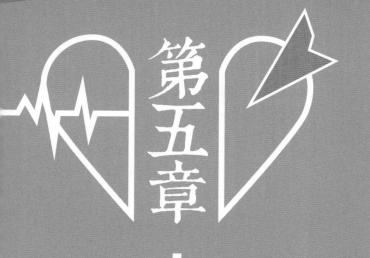

第五章‧你以為你喝對了嗎？

一杯清茶可幫你刮油清脂，還能幫你減緩疾病煩惱。心腦血管病患者多喝茶能緩解疾病，健康人多喝茶可預防心腦血管病。至於喝什麼茶，怎麼喝，本章內容讓你對茶飲有一個新的認識！

利濕祛水茶

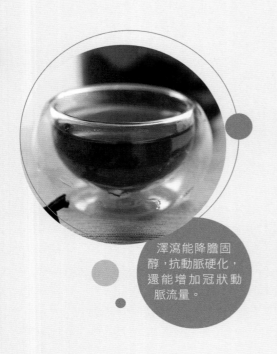

澤瀉能降膽固醇，抗動脈硬化，還能增加冠狀動脈流量。

材料： 澤瀉、車前子、玫瑰、洛神花各10克。

做法： 澤瀉和車前子加水煮汁，去渣取汁，用汁沖泡玫瑰和洛神花即可。也可用500毫升沸水沖泡藥材。

功效： 消除水腫。澤瀉、車前子性微寒，洛神花性微涼，這款茶飲性虛寒，手腳冰冷的人不適合過量服用。若出現小便過於頻繁的症狀，則停止使用。

粟米鬚茶

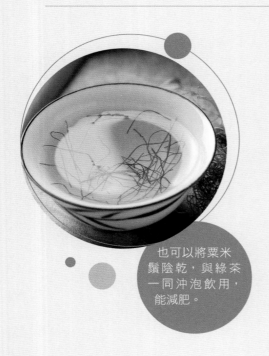

也可以將粟米鬚陰乾，與綠茶一同沖泡飲用，能減肥。

材料： 新鮮粟米鬚5克。

做法： 新鮮粟米鬚洗淨，用沸水沖泡，或用水煎煮，去渣取汁，代茶飲。

功效： 降血壓，降血糖，預防「三高」。

洛神花山楂茶

材料： 山楂 35 克，洛神花 10 克，
甘草 2 克，冰糖適量。

做法： 將除山楂外的所有材料放入
鍋中，加水，大火煮開後轉
小火，再加入山楂煮 15 分
鐘，加冰糖調味即可。

功效： 能活血、益氣，還可促進新
陳代謝。

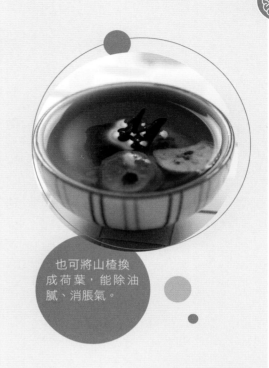

也可將山楂換
成荷葉，能除油
膩、消脹氣。

陳皮綠茶

材料： 陳皮 3 克，車前草、綠茶各
5 克。

做法： 將所有材料置於茶壺中，用
沸水沖泡後代茶飲。

功效： 利尿、燃脂、提神。

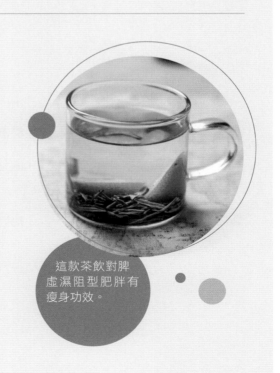

這款茶飲對脾
虛濕阻型肥胖有
瘦身功效。

217

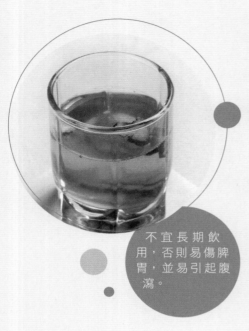

茵陳丹參甘草茶

材料： 茵陳蒿 5 克，丹參 3 片，甘草 1 片。

做法： 將茵陳蒿裝入布包中，與其他藥材一同放入杯中，沖入 500 毫升沸水，一日內喝完。

功效： 利尿、消水腫。茵陳蒿、丹參屬性微涼，且此茶飲具有利尿的作用，故身體虛寒、易腹瀉者不宜過量服用。

不宜長期飲用，否則易傷脾胃，並易引起腹瀉。

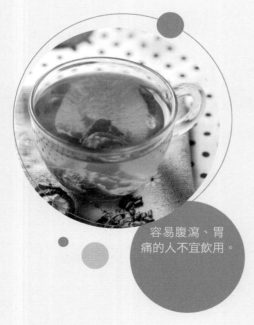

決明子山楂茶

材料： 決明子 4 克，山楂、荷葉各 6 克。

做法： 將決明子、山楂和荷葉一同放入杯中，用沸水沖泡，焗 5 分鐘即可。

功效： 降血壓、降血脂、減肥。能促進腸胃蠕動，溶脂，排毒。但不宜長期飲用，否則易引起月經不調。

容易腹瀉、胃痛的人不宜飲用。

橘皮茯苓茶

材料： 橘皮、茯苓、薏米、香櫞各適量。

做法： 將橘皮、茯苓、薏米和香櫞放入鍋中，加水煮熟材料，代茶飲。

功效： 化痰除濕、健脾養胃、利咽宣肺、瘦身去脂。適用於痰濕引起的臉油汗多，身體困倦，濕氣重，體胖，脾胃不適，咽喉有異物感，痰多易咳等。

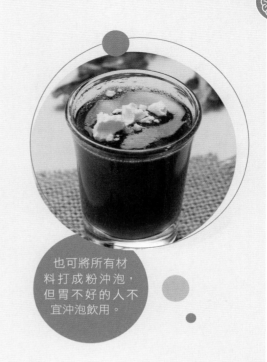

也可將所有材料打成粉沖泡，但胃不好的人不宜沖泡飲用。

山楂枸杞子茶

材料： 山楂 30 克，枸杞子 15 克。

做法： 將山楂洗淨，切片，與洗淨的枸杞子一同用沸水沖泡 30 分鐘即成，上、下午分飲。

功效： 補肝益腎、補血益智。

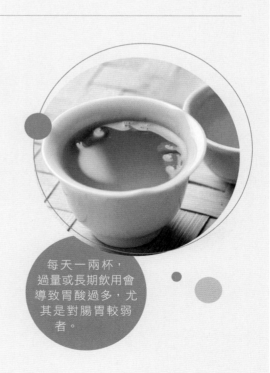

每天一兩杯，過量或長期飲用會導致胃酸過多，尤其是對腸胃較弱者。

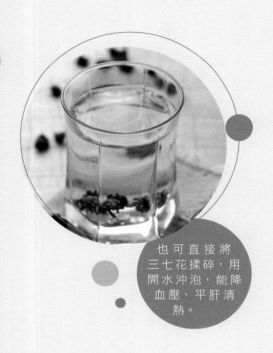

也可直接將三七花揉碎,用開水沖泡,能降血壓、平肝清熱。

三七花黃芪茶

材料: 三七花 2~4 朵,黃芪 3~5 片。

做法: 開水沖泡,代茶飲;一天可以喝兩次,三七花每日用量不超過 10 朵。

功效: 黃芪補氣健脾,益氣升陽,與三七花同用,活血又補氣,特別適合有血瘀、氣虛嚴重、容易乏力氣短的人服用。

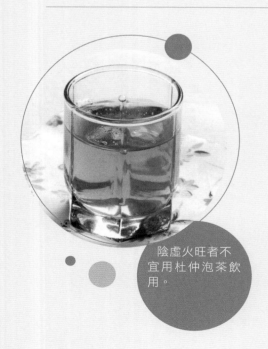

陰虛火旺者不宜用杜仲泡茶飲用。

地黃杜仲茶

材料: 地黃、杜仲各 5 克,綠茶 3~5 克。

做法: 地黃、杜仲磨成粉,與綠茶放一起,用沸水沖泡並焗 5 分鐘,飲用。

功效: 地黃有降血糖、抗彌散性血管內凝血的作用,與杜仲搭配,能抵消杜仲所帶來的「火氣」,更好地發揮兩者的作用。

杜仲山楂茶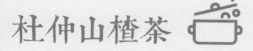

材料： 杜仲 10 克，七葉參、山楂各 6 克。

做法： 置於帶蓋瓷杯或玻璃杯中，85℃ 左右熱水沖泡，以 500 毫升水為宜，加蓋焗泡 5 分鐘。每日 3 泡，上、下午及晚上各一泡。

功效： 補肝腎、強筋骨、降血壓、降血脂。

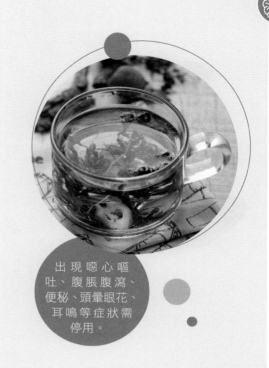

出現噁心嘔吐、腹脹腹瀉、便秘、頭暈眼花、耳鳴等症狀需停用。

決明子綠茶飲

材料： 決明子、綠茶各 5 克。

做法： 將決明子用小火炒至香氣逸出時取出，晾涼，再與綠茶一同沖入沸水即可飲服。

功效： 具清熱平肝、降脂降壓、潤腸通便、明目益睛的功效。

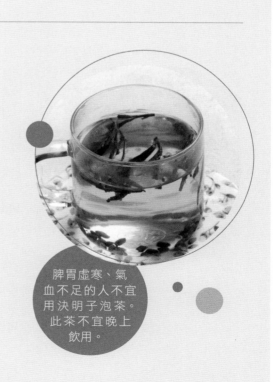

脾胃虛寒、氣血不足的人不宜用決明子泡茶。此茶不宜晚上飲用。

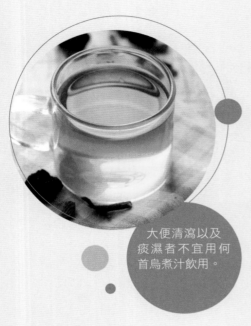

首烏丹參蜂蜜飲

材料： 丹參、何首烏各 15 克，蜂蜜適量。

做法： 將丹參、何首烏水煎取汁，去渣後稍涼調入適量蜂蜜即可。每日 1 次。

功效： 補益肝腎、疏通經絡。適用於高血壓、高脂血症、動脈粥樣硬化患者食用。

大便清瀉以及痰濕者不宜用何首烏煮汁飲用。

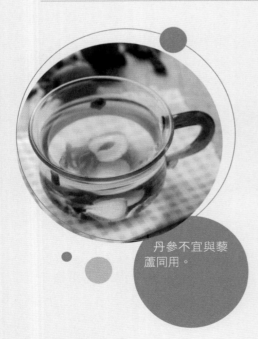

丹參玉竹山楂飲

材料： 丹參、玉竹、山楂各 15 克。

做法： 以上 3 味共同水煎。

功效： 既可活血化瘀，又可降血脂。對冠心病心絞痛、動脈粥樣硬化以及高脂血症有較好療效。

丹參不宜與藜蘆同用。

山楂荷葉茶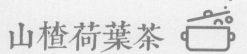

材料: 山楂、荷葉各 50 克。

做法: 把所有材料洗淨,放進鍋裡,加水大火煮 5 分鐘,轉小火慢燜 15 分鐘即可飲用。

功效: 山楂所含成分有增進消化、降低血脂、擴張血管等作用;同時荷葉的浸劑和煎劑可擴張血管,也有降血壓的作用,山楂、荷葉一同煎服有降血脂、降血壓的功效。

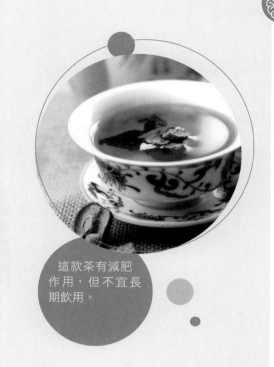

這款茶有減肥作用,但不宜長期飲用。

菊花荷葉茶

材料: 菊花 30 克,乾荷葉碎 50 克,藿香、冰糖各適量。

做法: 菊花、乾荷葉碎、藿香洗淨,瀝乾水放進杯中,用沸水沖泡,加入冰糖,蓋上蓋子焗 15 分鐘即可飲用。

功效: 菊花能降血壓,荷葉能降血壓、降膽固醇、預防動脈粥樣硬化。

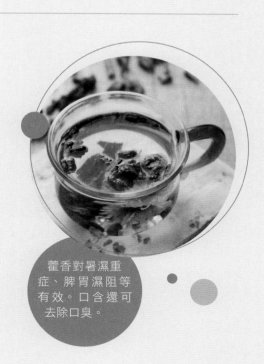

藿香對暑濕重症、脾胃濕阻等有效。口含還可去除口臭。

223

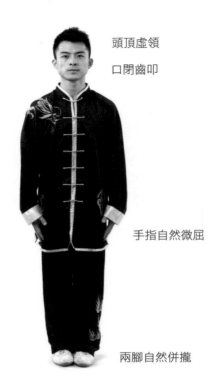

頭頂虛領

口閉齒叩

手指自然微屈

兩腳自然併攏

預備勢

此式是練拳前的起始姿勢,形成於太極拳的實際練習和表演中,為「無極勢」。《太極拳論》記載:「無極形者,即尋常不動之立正姿勢也。」表明太極拳靜為無極,動為太極。

並步站立:兩腳自然併攏,身體自然直立,兩腿自然伸直,兩臂自然下垂,兩掌掌心向內,自然輕貼於大腿兩側腿中線;頭頂虛領,口閉齒叩,下頜微收,舌抵上齶,脖頸後突,實腹、寬胸、闊背,精神集中,目視前方,表情放鬆。

1 起勢

身體開動的第一個動作稱為起勢，本式是由靜到動的開始，象徵著無極到太極，暗合天地從無極開啟之意。

左腳開步 ➤➤	兩臂掤舉 ➤➤	屈膝按掌 ➤➤

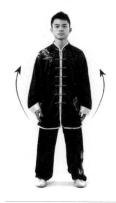 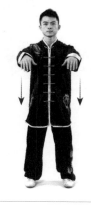 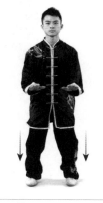 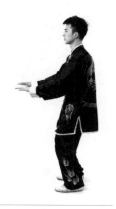

兩手保持基本掌形　　　　雙眼平視　　　　正 雙肩鬆沉　　　側 上身正直

2 左右
野馬分鬃

將身體的軀幹比喻為馬頭，將四肢比喻為馬鬃，運動中身體舒展，兩臂左右、上下擺動，兩腳左右、前後擺動，因似駿馬奔馳長鬃擺動而得名。

左野馬分鬃 ➤➤	丁步抱球 ➤➤	弓步分靠 ➤➤

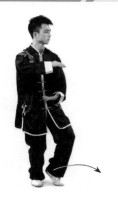 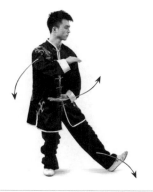 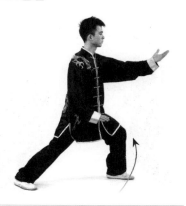

左手心與右手心相對　　　左手手心逐漸翻掌向上　　　右腿自然伸直

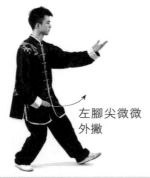 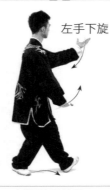 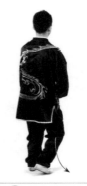 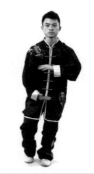

左手下旋

左腳尖微微
外撇

| 上身稍左轉 | 左腿慢慢前弓 | 背 腳尖著地 | 正 手腕放鬆 |

弓步分靠 ➤➤➤

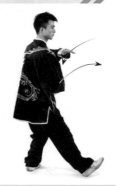 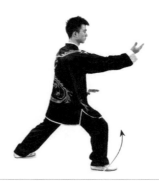 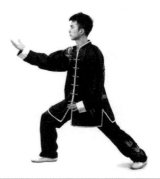

| 上身稍向右轉 | 外 開胯圓襠 | 內 通過右手指尖平視前方 |

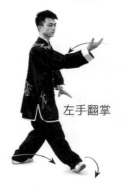 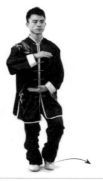 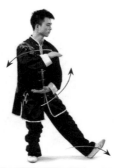 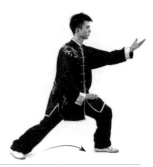

左手翻掌

| 右腳尖微微向外撇 | 腳尖點地 | 上身左轉 | 肘部微屈 |

3 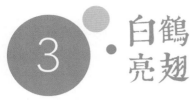 白鶴亮翅

此式拳法中，兩臂左右對稱分展，就好像鳥的翅膀一樣，兩臂升降旋轉的動作很像白鶴轉動翅膀的動作，因此命名為「白鶴亮翅」。

跟步合抱 ▶▶ **轉身後坐** ▶▶ **虛步分手** ▶▶

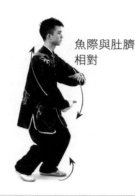

魚際與肚臍相對

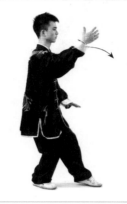

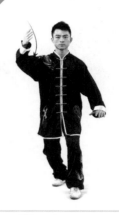

拇指與膻中穴相對 　用腰帶動兩臂運動 　**側** 右手掌心斜相對太陽穴 　**正** 虛步，腳尖點地

4 左右摟膝拗步

太極拳中將手橫過膝蓋稱為摟膝，是防守對方中路、下路攻擊的方法，一側收腳在前稱為拗式，其步稱之為拗步。

左摟膝拗步 ▶▶ **丁步托掌** ▶▶

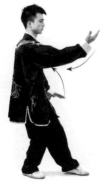

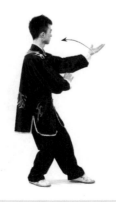

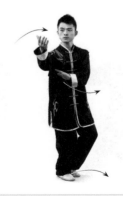

上身正直 　　　　先微向左轉，再向右轉 　　　　眼看右手

| 弓步摟推 | 右摟膝拗步 | 後坐翹腳 |

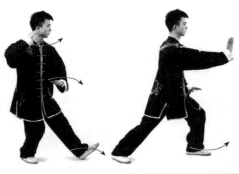
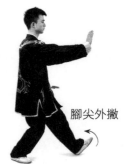
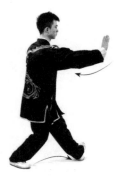

腳尖外撇

| 坐腕舒掌 | 左膝與地面垂直 | 上身左轉 | 右掌內旋向下 |

| 丁步托掌 | 弓步摟推 |

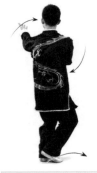
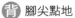
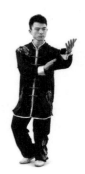
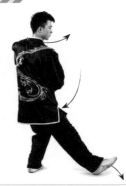
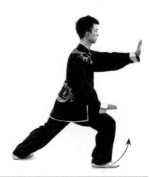

| 背 腳尖點地 | 正 手約與耳同高 | 重心移至右腿 | 左腿自然伸直 |

| 左摟膝拗步 | 後坐翹腳 | 丁步托掌 | 弓步摟推 |

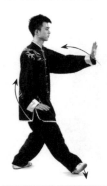
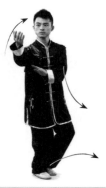
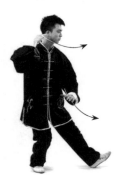
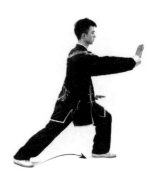

| 左掌外翻 | 肘部微屈 | 右手由耳側向前推出 | 右手高度約與鼻尖齊平 |

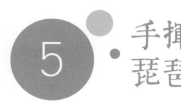

5　手揮琵琶

太極拳中將兩手裡扣，比作「抱琵琶」，兩手一前一後同向斜前方抱扣，前手伸出，後手護肘，似揮撥琵琶琴弦而稱為「手揮琵琶」。

跟步鬆手 ≫　後坐挑掌 ≫　虛步送手 ≫

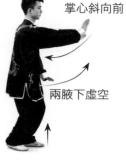

掌心斜向前

兩腋下虛空

手臂微微內合

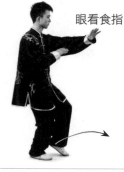

眼看食指

目視左手

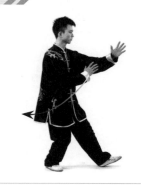

上身中正

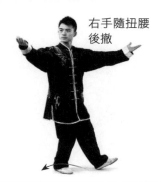

6　左右倒卷肱

傳統名稱「倒攆猴」，因太極拳中將退步過程中腰胯部向後的移動稱為攆動，將敵人比擬成猴，引猴前撲，從而退步撤手轉移猴的進攻，同時以手擊猴頭部。「倒卷肱」得名因此式手臂側向後方回環倒卷。

右倒卷肱 ≫　轉體撤手 ≫　虛步推掌 ≫

右手隨扭腰後撤

胸部放鬆

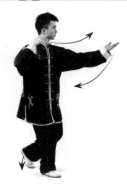

慢慢踏實

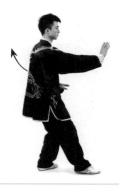

手心向上

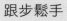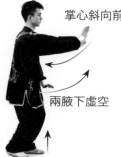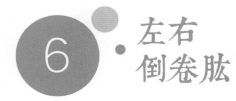

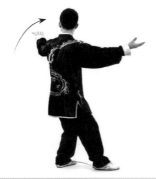 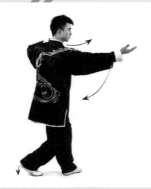

轉身幅度不要過大　　　　　左手收至耳側

右倒卷肱　　　轉體撤手　　　虛步推掌

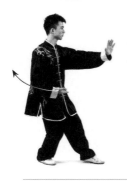 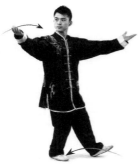 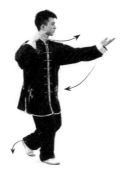 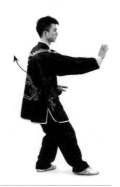

右手手心向上　　　重心移至右腿　　　腳掌先著地，然後慢慢踏實　　　手臂高不過肩，低不過胸

左倒卷肱　　　轉體撤手　　　虛步推掌

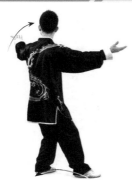 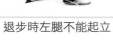 左手收
至耳側

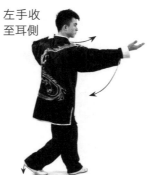 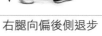 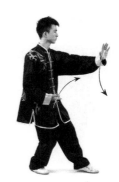

退步時左腿不能起立　　　　右腿向偏後側退步　　　　眼看左手

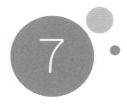

7 左攬雀尾

太極拳中將對方的手臂比作雀尾,用雙手持雀尾,隨其旋轉上下,像輕柔撫摸雀尾的羽毛,將對方的手臂纏繞而擊,令其難以逃脫,所以被稱為攬雀尾,此式內含「掤、捋、擠、按」四勁法,稱「四正手」。

丁步抱球 ▶▶ 弓步掤臂 ▶▶

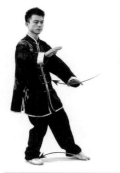
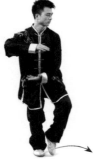
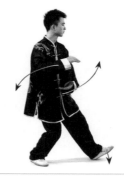
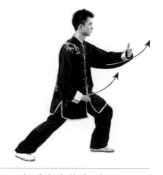

| 大小臂夾角約 120° | 左手與臍同高 | 左腳跨幅不要太大 | 左手高度約與肩平 |

後坐下捋 ▶▶ 弓步前擠 ▶▶

兩臂保持半圓

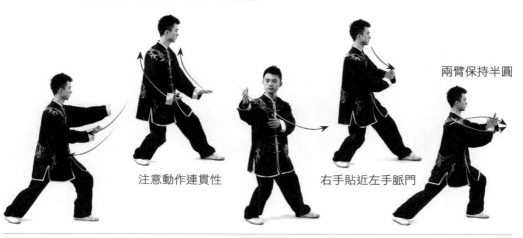

注意動作連貫性　　　　　　　右手貼近左手脈門

開胯圓襠　　　　　　　　左手在右手肘關節處　　　　上身中正

後坐收掌 ▶▶ 弓步按掌 ▶▶

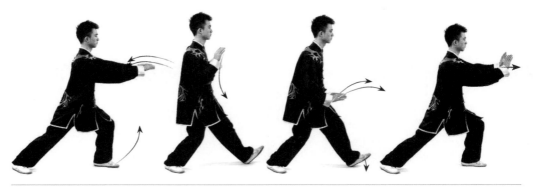

左手翻掌向下　　　　兩臂屈收至胸前　　　　按出時，兩拇指之間　　　手腕與肩齊平
　　　　　　　　　　　　　　　　　　　約一拳距離

右攬雀尾

太極拳中將對方的手臂比作雀尾，用雙手持雀尾，隨其旋轉上下，像輕柔撫摸雀尾的羽毛，將對方的手臂纏繞而擊，令其難以逃脫，所以被稱為攬雀尾，此式內含「掤、捋、擠、按」四勁法，稱「四正手」。

轉體展臂 ▶▶ 丁步抱球 ▶▶ 弓步掤臂 ▶▶

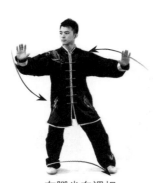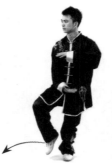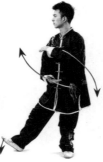

左腳尖向裡扣

雙臂側平舉　　　　　腕低於肩，肘低於腕　　上身蓄勢右移　　　　右手高度約與肩平

後坐下捋 ▶▶ 弓步前擠

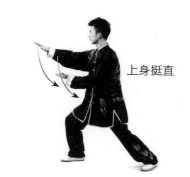

上身挺直

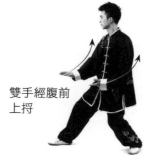

雙手經腹前
上捋

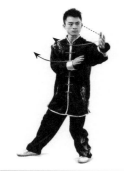

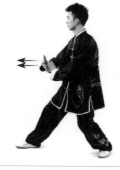

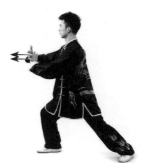

眼看左手　　　　　左手附在右手腕裡側　　　擠出速度要均勻

後坐收掌 ▶▶ 弓步按掌

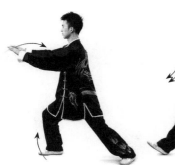

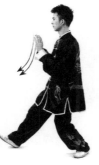

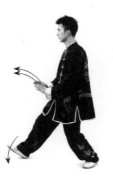

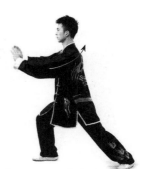

後腳跟不要隨意扭動

雙手平齊左右　　　腋下虛空一平拳　　　雙手先收至腹前　　　兩臂徐徐前按，
與肩同寬　　　　　　　　　　　　　　　　　　　　　　　　　保持圓活自然

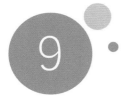

9 單鞭

將兩手臂比喻為鞭，一手捏勾後置，另一手拂面前旋推出，似催馬揚鞭，內含鞭抽之勁，因此而得名。

扣腳雲手 ▶

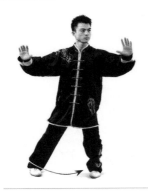 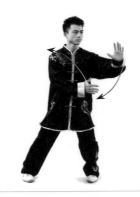

右腳尖向內扣　　　　左臂保持自然弧形

丁步勾手 ▶　　　弓步推掌 ▶

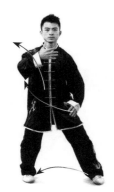 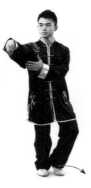 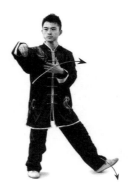 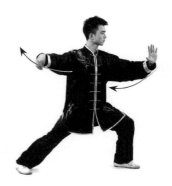

重心移到右腿　　　變為勾手　　　左掌慢慢翻轉推出　　　左右臂夾角約 150°

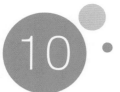

雲手

此式身形回旋勻動，手臂環形運轉，靜如行雲，連綿不斷，有如行雲般輕盈流暢，又如同撥雲見日，故此得名。

扣腳雲手 ≫ 收腳雲手 ≫

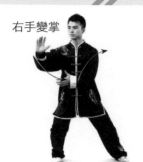

右手變掌

兩臂撐圓

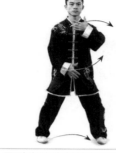

兩臂與胸腹保持三平拳距離

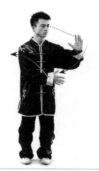

眼看左手

伸腳雲手 ≫ 收腳雲手 ≫

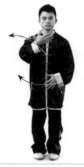

左手經腹前向右上方劃弧

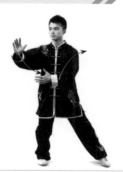

兩腳橫向距離四平拳

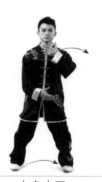

上身中正

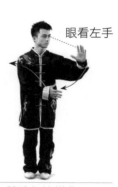

眼看左手

雙膝保持彎曲

伸腳雲手 ≫ 收腳雲手 ≫

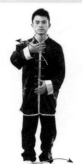

雙膝保持彎曲

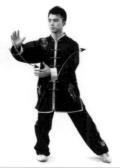

左腿向左橫跨一步重心左移

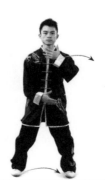

手心逐漸翻轉

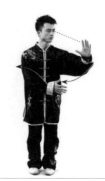

眼看左手

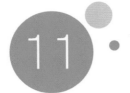

11 單鞭

此式中以單臂揮出擊敵，喻手臂為鞭，因此得名。

丁步勾手 》》 弓步推掌 》》

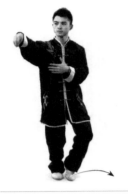

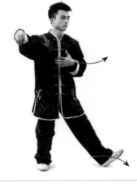

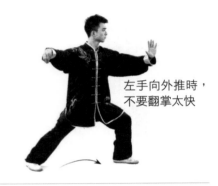

左手向外推時，不要翻掌太快

右手變成勾手　　　大小臂夾角約為 170°　　　上身正直

12 高探馬

在制服高頭大馬時，扭轉馬頭是非常好的方法，此式因像站立在馬上探路，又像探身跨馬而得名。

跟步翻掌 》》 虛步探掌 》》

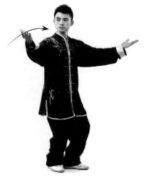

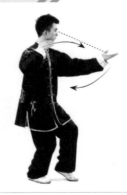

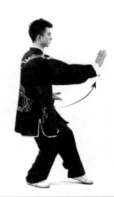

右手變掌　　　眼看左手　　　下肢虛步

236

13 右蹬腳

該式以腳跟為力點，向外蹬擊對方，故得此名。

丁步合手 ▶▶

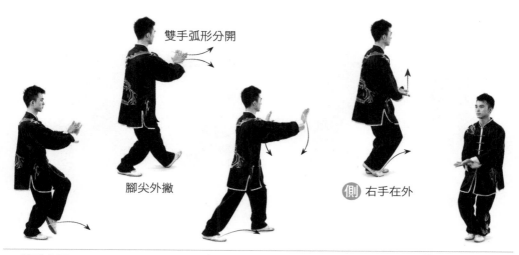

雙手弧形分開

腳尖外撇

雙手交叉　　　　右腿自然蹬直　　　側 右手在外　　　正 右腳腳尖點地

蹬腳撐掌 ▶▶

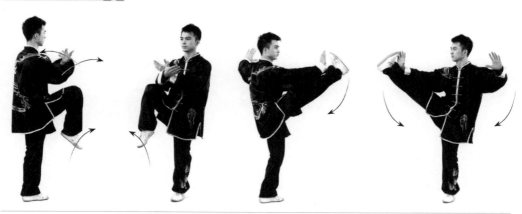

側 右腿提起　　　正 兩臂抱於胸前　　　側 右肘與右膝上下相對　　　正 右腳慢慢蹬出

237

14 雙峰貫耳

此式以兩拳自兩側夾擊對方頭部，高與耳齊，其動如山峰之風聲貫入耳，又因被擊後耳內如有「蜂鳴」而得名。

屈膝落手 ➤➤ 弓步雙貫 ➤➤

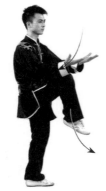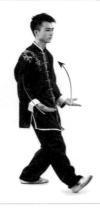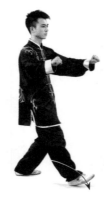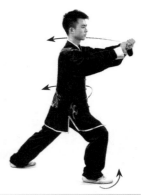

屈膝時重心要穩　　　翻掌時走弧線　　　雙掌變拳　　　兩拳中間距離 10~20 厘米

15 轉身左蹬腳

該式以腳跟為力點，重點在於向外蹬擊對方，故得此名。

轉身合手 ➤➤

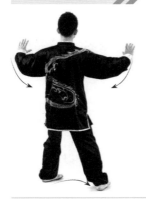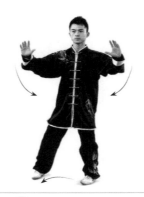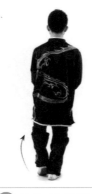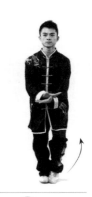

背 兩拳變掌　　　正 重心移至右腿　　　背 移動時要平穩　　　正 左手在外

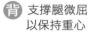

蹬腳撐掌

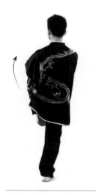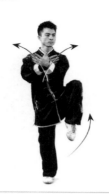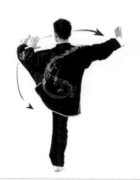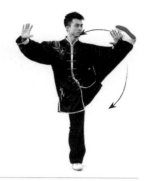

背 支撐腿微屈
以保持重心

正 提膝時腳尖
自然下垂

背 腳尖慢慢勾起

正 兩掌分開，
高不過頭

16 左下勢獨立

因身體大幅度降低重心，由高勢到低勢，似蛇行貼地，形象生動，故有「蛇形下勢」別稱；又因似金雞獨立，所以 24 式太極拳將此式合稱「下勢獨立」。

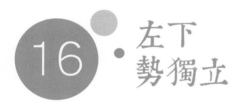

收腳勾手　仆步穿掌

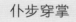

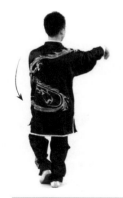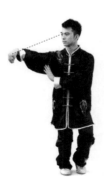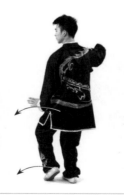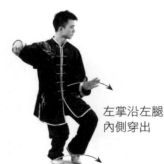

左掌沿左腿
內側穿出

背 右手變為勾手

正 目視右手

背 轉頭看左前方

正 左腿蓄勢穿出

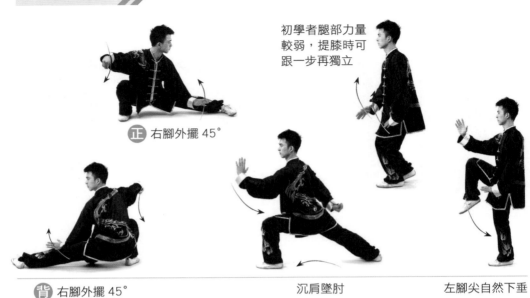

初學者腿部力量
較弱，提膝時可
跟一步再獨立

正 右腳外擺 45°

背 右腳外擺 45°　　　　　　　沉肩墜肘　　　　　　　左腳尖自然下垂

17 ● 右下勢獨立

因身體大幅度降低重心，由高勢到低勢，似蛇行貼地，形象生動，故有「蛇形下勢」別稱；又因似金雞獨立，所以 24 式太極拳將此式合稱「下勢獨立」。

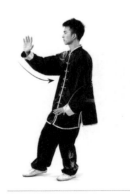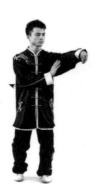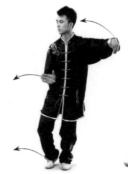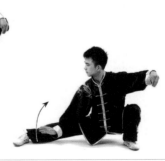

左腳尖點地　　　　左手變勾手　　　　轉頭看右前方　　　　雙腳全腳掌著地

提膝挑掌

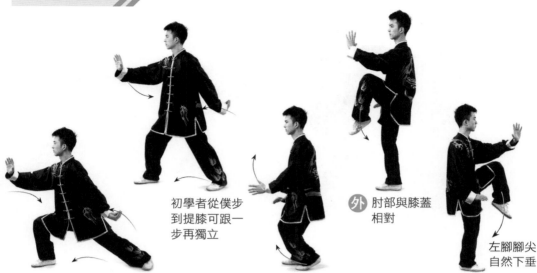

初學者從僕步
到提膝可跟一
步再獨立

外 肘部與膝蓋
相對

左腳腳尖
自然下垂

右腳尖微向外撇　　　　　　　左勾手變掌　　　　內 獨立腿稍稍彎曲

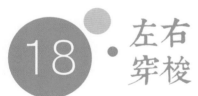

18 左右穿梭

在傳統太極拳中，此動作運行於四正四隅，八面
旋轉，往來不斷，手法上下翻轉，身法左右變換，
猶如織錦穿梭，而楊氏太極拳中將此式稱為「玉
女穿梭」。24式太極拳稱此式為「左右穿梭」。

左穿梭　　　丁步合抱　　　拗步架推

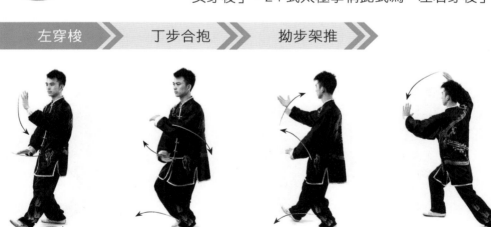

腳尖外撇　　　兩掌距離身體20厘米　　　雙手動作應與　　　上身正直
　　　　　　　　　　　　　　　　　　弓腿保持一致

241

| 右穿梭 | 後坐翹腳 | 丁步抱球 | 拗步架推 |

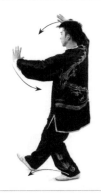 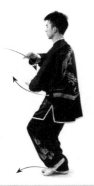 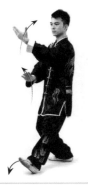 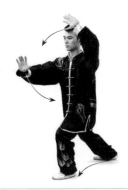

| 右手背距離前額 20~30 厘米 | 兩手上下相對 | 左手於臉前翻掌 | 不可聳肩 |

19 海底針

太極拳中「海底」是指會陰穴，所謂海底針，指手掌四指如同鋼針一般直插會陰穴。

| 後坐提手 | 虛步插手 |

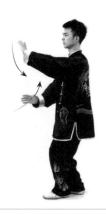 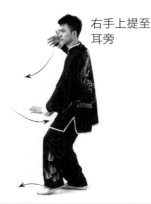

右手上提至耳旁

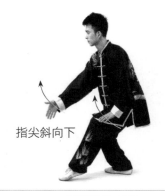

指尖斜向下

| 兩手放鬆 | 腳尖點地 | 尾閭保持中正 |

20　閃通臂

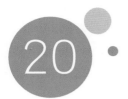

太極拳中把自己的脊柱比作扇軸,把兩手臂比作扇面,以腰為軸,雙手上張,勁力貫於兩臂,如同摺扇張開,因此稱為「扇通臂」,又稱「閃通臂」。

弓步架推 >>>

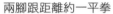

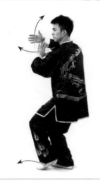 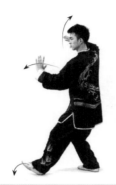 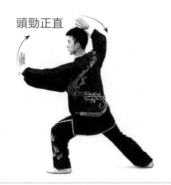

頭勁正直

| 兩腳跟距離約一平拳 | 右手背距離髮際線約兩立拳 | 背部肌肉要伸展 |

21　轉身搬攔捶

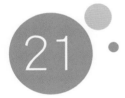

相傳此式由槍法演變而來,「搬」是搬開敵方進攻之手,「攔」是將敵人攔出於外,「捶」是進而捶擊之,因動作方法而得名。

轉體握拳 >>> 踩腳搬拳 >>>

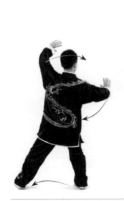 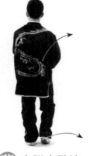 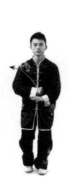 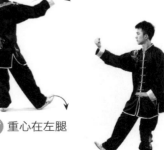

背 右腳尖點地　　背 重心在左腿

重心移至左腿　　正 右手變拳　　正 腳尖外撇

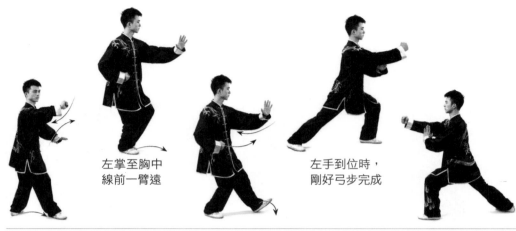

左掌至胸中
線前一臂遠

左手到位時，
剛好弓步完成

左手經由身體劃弧攔出　　　右拳收於腰側　　　右拳鬆握

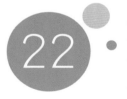

22 如封似閉

該式時兩手交叉封住對方的進攻，如同貼住了封條；兩臂外化後反擊對方像關門閉戶一樣，因此而得名。

後坐收掌 ▶▶ 弓步按掌 ▶▶

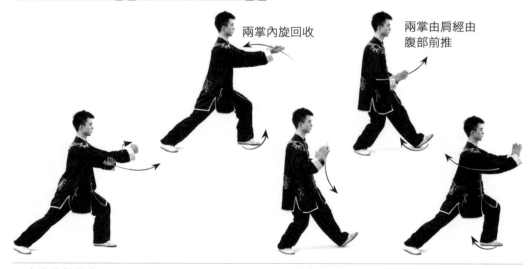

兩掌內旋回收

兩掌由肩經由
腹部前推

右拳準備變掌　　　　　上身正直　　　手與腳同時到位

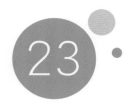

23 **十字手** 因該式練習時以雙臂合攏十字交叉抱於體前，故得此名。此式多用於套路結束之時。

轉體展臂 ▶▶ 收腳合手 ▶▶

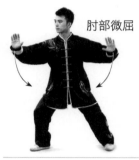

肘部微屈

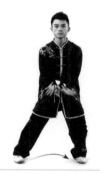

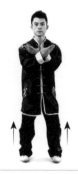

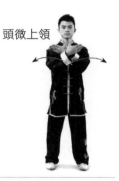

頭微上領

右腳外撇 45° | 右腳向左收回 | 兩腿逐漸蹬直 | 下頜微收

24 **收勢** 此式是由太極回歸到無極，亦稱「合太極」，表示太極拳練習結束，含有動靜合而歸一的哲學思想。

分掌下按 ▶▶ 並步還原 ▶▶

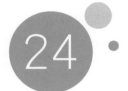

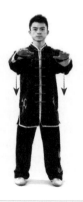

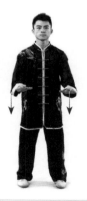

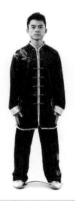

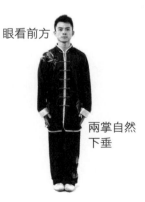

眼看前方

兩掌自然下垂

手指放鬆 | 兩臂慢慢下落 | 全身放鬆 | 立正還原

245

別讓不懂 心腦血管病 害了你

作者
李小黎

責任編輯
Cat Lau

美術設計
Carol

排版
辛紅梅

出版者
萬里機構出版有限公司
香港鰂魚涌英皇道1065號東達中心1305室
電話：2564 7511
傳真：2565 5539
電郵：info@wanlibk.com
網址：http://www.formspub.com
　　　http://www.facebook.com/cognizancepub

萬里機構

萬里 Facebook

發行者
香港聯合書刊物流有限公司
香港新界大埔汀麗路36號
中華商務印刷大廈3字樓
電話：（852）2150 2100
傳真：（852）2407 3062
電郵：info@suplogistics.com.hk

承印者
中華商務彩色印刷有限公司
香港新界大埔汀麗路36號

出版日期
二零一八年十二月第一次印刷

本書之出版，旨在普及醫學知識，並以簡明扼要的寫法，闡釋在相關領域中的基礎理論和實踐經驗總結，以供讀者參考。基於每個人的體質有異，讀者在運用書中提供的方法進行防病治病之前，應先向家庭醫生徵詢專業意見。

本中文繁體字版經原出版者江蘇鳳凰科學技術出版社授權出版，並在香港、澳門地區發行。